保持樂觀，健康就會喜歡你，
它會陪伴你走過人生的每一個階梯，
每天早上都要告訴自己：「我很棒！」

比別人活得更好更有勁

靜濤　主編

前言

從目前流行各式各樣的養生方法中，我們可以探究的是，古代養生家的理論越來越受重視，依四季、十二個月、二十四小時的順勢養生，已是人類延長壽命與祛病健康的主流了。

對於人類而言，尋求健康生活是人類與生俱來的權利和目標。然而，疾病總是像惡魔一樣緊緊追隨，對疾病狀態的擔憂以及與疾病的鬥爭，寫滿了人類歷史的每一章節。健康的發展歷程證明：只有人類自己才是健康的主宰者，把健康寄託於上帝是愚昧的，把健康寄託於醫生是軟弱的，「求醫不如求己」只有自己掌握了健康知識，積極主動地參與健康活動，才是明智的、有益的。

想要擁有健康的生活，想要不生病的方法，唯有遠離不好的生活習慣，養成良好的生活方式，才能遠離疾病的侵襲。本書正是基於這一點，從生活中容易被忽視的健康習慣入手，向讀者科學地講述了與我們的生活密切相關又容易被忽視的健康習慣，本著從理論和實際出發的原則，給讀者最通俗、最具體的忠告。

中醫的基礎理論是陰陽哲學。「太極分成陰陽二者，再產生萬物」，原來混沌的大宇宙在分裂之後，生出陰陽兩種能量，再藉由此兩種能量而產生萬物。實際上，自然界的一切，都可用陰陽來加以劃分，如天與地、陸與海、明與暗、冷與熱、表面與裡面、男與女……

男與女因具有對立的生理而組成家庭，才開始有生命的誕生。如果白天的活動爲陽，則夜晚的睡眠便爲陰，當沒有夜間的睡眠時，白天就無法充分的活動了。

從今天開始，改變昔日那些損害健康的習慣吧！好的開始是成功的一半。不要被惰性所掌控，把影響健康生活的一些壞習慣逐漸改變，只要良好的生活方式成爲一種習慣後，你將會發現改變它，其實就像吃飯睡覺一樣自然而簡單。

健康永遠是要靠自己做主的，只要謹記一些生活上的禁忌，養成良好習慣，你就可以活得更加神采奕奕、更加的亮麗！

CONTENTS

CONTENTS

第四章　藥物使用的健康情報　

CONTENTS

第七章　女性美容的健康情報

CONTENTS

第八章　女性減肥的健康情報／161

第九章　孕婦的健康情報／173

CONTENTS

CONTENTS

CONTENTS

第十三章　中高齡生活習慣的健康情報

第十四章　中高齡養生保健的健康情報

CONTENTS

第一章　男人不得不讀

緊身內褲長期穿

專家分析　有些商家標榜使男性穿起來更性感的「子彈型內褲」，有各種不同花色，每天可做不同的變化。一些年輕男孩蔚爲風潮，但事實上是不值得鼓勵的，因爲長期穿著緊身內褲會對生殖器官產生不健康的影響。緊身內褲是睪丸癌的禍首。爲什麼會這麼說呢？首先我們不妨試想一下，如果以緊身衣束緊腰部——則被阻住而無法流通的血液及淋巴液，就會流入腳部的毛細血管中造成浮腫。

除此之外，對內臟也會形成壓迫感，就如同在胸部施加1.8公斤的壓力一樣，只要一深呼吸壓力就增加至5公斤，可想而知生殖器在緊身內褲中所承受的壓力了。丹麥的癌症專家曾提出警告：太緊的內褲是睪丸癌的肇因。此外，緊身內褲會阻礙正常溫度的調節，正常狀態下，睪丸的溫度保持在低於體溫攝氏2～3度，若被緊身內褲包覆，不但不能透氣，反而增加熱度，如此也會殺死精子，因爲精子無法生存於高溫中。

【特別提醒】若要精子健康，千萬別穿緊身內褲，不要讓自己的生殖器官長期處在

高壓力之中。當然，其他緊身的長褲、牛仔褲也都一樣不適合。

男兒有淚不輕彈

專家分析

「傷心總是難免的」，女孩子遇到傷心事，可以通過大哭一場來釋放悲傷，可男士們卻「英雄有淚不輕彈」、「大丈夫流血不留淚」，爲了所謂的大丈夫氣概，很多男士就是在極度悲傷時，也強行壓抑著自己，打落牙齒和血吞，就是不願哭出來。可是這種做法對健康危害極大。研究表明：通過哭泣釋放不良情緒的人，可減低40%的情緒強度；而不哭泣，壓力得不到緩解，則不利於健康。

早在兩千多年前，我國古代醫學家就已總結出了情緒與健康的關係。《黃帝內經》中就有「喜傷心」、「怒傷肝」、「憂傷肺」、「思傷脾」、「恐傷腎」等的記載。「大喜傷人」的事例雖然也有，如《儒林外史》中的范進中舉，狂喜成瘋；《岳飛傳》中的牛皋大笑而亡。但生活中並不多見。生活中易傷人的情緒常爲怒、鬱悶、悲、恐四種，其中尤以怒和鬱悶傷人最重。所以說，男人的「忍術」常常是他們罹患疾病的原因。痛苦與煩悶只能放在心裏，一忍再忍，不能發洩，苦於發洩，甚至於不知道如何發洩。如此，情感勢能不斷增強，到了無法控制的時候或被觸動到要害位置，就會「潰堤」，像山洪之爆發，一發而不可收拾，一泄再泄，到後來形成心理方面的疾病，後果嚴重。

【特別提醒】健康人為了保持健康，患者為了疾病的早日痊癒，都應保持良好的情緒，祛除不良的情緒。丈夫有淚盡情彈，英雄流血也流淚。

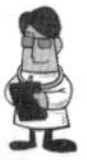

常洗桑拿（三溫暖）

專家分析 洗桑拿浴有許多保健作用，如能加快血液循環，使全身各部位肌肉得到完全放鬆，達到消除疲勞、煥發精神的目的。並且由於身體經過反覆的冷熱乾蒸沖洗，血管得到不斷的收縮與擴張，能達到增強血管彈性、預防血管硬化的效果。同時它對關節炎、腰背痛、支氣管炎、神經衰弱等也都有一定功效。正是如此，桑拿這種既具時尚又能保健的休閒方式，令不少工作緊張的人士趨之若鶩。

但是，醫學專家警告說，頻繁蒸桑拿卻可能成爲男子不育症的元兇。男子睪丸的溫度一般要比人體溫度低3～4℃，這樣才能生產出正常的精子。精子對溫度的要求比較嚴格，必須在低於體溫的條件下才能正常發育，而桑拿浴的溫度卻要比體溫高出許多，不利於精子生長，或造成精子活力下降過多，從而導致不育。臨床統計，男子不育症中有相當一部分人，就是由於睪丸溫度高於正常溫度所致。

【特別提醒】對於未婚未育的男士，除桑拿不宜常洗之外，其他能夠使睪丸溫度升高的因素，都要儘量避免，如長時間騎車、泡熱水澡、久坐不動、穿緊身牛仔褲等。此外，心臟病患者以及傳染病患者，都不能洗桑拿浴。

接觸電子霧（電磁波）

專家分析 電子霧是指電子設備。如手機、空調、電腦、電冰箱、彩色電視機、雷射排版設備、電熱毯等，在使用和操作過程中釋放出的不同波長和頻率的電磁波。隨著生活的日益時尚化和現代化，人們接觸這些電子霧的機會越來越多。科學家們觀察到，長期生活在電子霧充斥的環境下的男性，其睪丸內生精細胞難免會遭到破壞。

【特別提醒】隔斷電子霧的影響，三個月生精細胞即發生明顯變化，並產生精子。

販賣的氧氣

專家分析 定期吸氧可清潔人的呼吸系統，改善內臟功能，提高人體綜合免疫力，以預防各種疾病。但是有研究指出，儘管吸氧可以防治慢性阻塞性肺病或心功能不全，但對於健康人來說，吸入過量的氧氣，不但無益，而且還會在體內形成大量的氧自由基。大量的氧自由基會破壞正常生物膜，干擾酶的活性，影響睪丸的生精功能。

【特別提醒】對於健康人來說，吸入過量的氧氣有害無益。

燭光晚餐

專家分析 很多年輕情侶喜歡在燭光下進行晚餐，以享受浪漫。但是燭光晚餐會使人遭受到鉛塵和汞蒸汽的危害，鉛塵和汞蒸汽經肺內毛細管吸收進入血液，沉積在男性的生殖系統，久而久之，就會妨礙睪丸合成雄性激素及精子的生成。

【特別提醒】燭光晚餐雖然浪漫，但卻有害健康。

男性小便前不洗手

專家分析 性病不僅僅會通過性關係傳染，它也可以間接傳播。一些性病病原體離開人體後，在乾燥的環境中存活時間較長，如淋病、梅毒可存活2小時左右，尖銳濕疣可以存活3～5小時。這也爲這些病原體的傳染提供了可能性。

我們知道，在市面上流通的鈔票上會攜帶很多病毒，如果雙手接觸這樣的鈔票後又馬上接觸生殖器，會有可能被染上性病。此外，如果與患有性病的人搓麻將，中途不洗手就去洗手間，也有被傳染上性病的可能。當然，在這些物品上，只有當病原體達到一定的數量時，才會通過間接途徑傳播性病，通過上述途徑感染性病的機率是很小的，但這並不代表不可能。

【特別提醒】我們要養成上廁所前洗手的習慣，特別是男性更是不能馬虎。

牙膏可以用來洗龜頭嗎？

專家分析 經常在網上看到這樣的消息：有人認爲在性愛前用牙膏來清洗龜頭可

以延長性交時間。更具煽動性的語言是——「牙膏是最安全的外用品，不會產生副作用，而且也是比較好的清潔劑。無論帶套或不帶套，對女性沒有任何刺激或影響。」

有關專家認爲，目前還沒有研究證明，用牙膏清洗龜頭能改善勃起功能，而且任何東西都有自己的專用，超出這一領域就有可能出現各種問題。牙膏裏含有很多複雜的化學成分，龜頭的皮膚比較薄，很容易吸收其中的成分。牙膏中的薄荷還具有刺激性，但如果抹多了，很可能導致龜頭充血、痲木，有的人還可能會出現過敏反應。

【特別提醒】男性保持陰部的清潔，對其性伴侶的健康以及自身健康都是極其重要的。男性朋友在清洗陰莖時，即使是普通的沐浴乳也要比牙膏好。

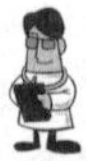

男性久坐

專家分析 很多人平時都覺得自己的身體狀態不錯，不過醫生提醒，對於男性來說，在工作中一定要特別注意勞逸結合，否則，慢性前列腺炎就可能悄悄來到身邊。前列腺（即攝護腺）是男性身體中的重要腺體，它分泌的前列腺液和前列腺素都是男性所必需的。一般來說，前列腺炎主要分爲急性和慢性兩種，急性前列腺炎主要是由細菌引起的，罹患這種病的人相對比較少，只占到前列腺炎患者的10%左右；而慢性前列腺炎患者相對來說，就要多得多了。

引起慢性前列腺炎的原因，主要是前列腺在長期的充血狀態下引起的炎症。尿急、尿痛、下腰部疼痛等症狀，都有可能是由慢性前列腺炎造成的。雖然慢性前列腺炎有自癒的可能，但仍然會影響病人的生活品質，而男性要想保證前列腺的健康，則平時減少前列腺的局部充血狀態，就是非常重要的。比如：平時不要進行太過劇烈的運動，不要讓身體處於過疲勞的狀態。對於從事腦力勞動的男性來說，長時間保持坐姿和憋尿，也是造成慢性前列腺炎的主要原因。

【特別提醒】平時要特別注意避免，最好在工作一段時間後起來活動一下，做點兒放鬆的活動，以避免前列腺長期處於充血狀態。

男性騎車車座過高

專家分析 有些男青年在騎自行車時，往往把車座提得很高，這樣做對人體弊多利少。車座過高，特別是超過車把的水準高度時，騎車人的上半身就必然前傾，臀部後翹，使體重主要分布於兩個部位，一是握車把的兩隻手掌，二是大部分體重通過車座前端反作用於會陰部。這樣，握車把的兩手掌腕部肌肉群，因爲長時間地承受較重的壓力而壓迫尺神經，很容易出現雙手麻木無力、手臂小指側皮膚感覺減退的現象，重者還可引起小指和無名指關節活動障礙，以及掌部肌肉輕度萎縮等尺神經麻痹症狀。當然，對肩肘關節也有一定的影響。再者，由於車座前端的反作用，再加上座鞍前端長時間與會陰部摩擦，極易導致男性前列腺充血。在細菌或病毒的誘發下，還可能導致前列腺炎，出現尿道灼痛、尿頻或排尿困難等症狀，給騎車者造成一定的痛苦和不便。

【特別提醒】男人在騎自行車時，應把車座調得適當，不可過高或過低，一般以達到自己腰部為佳，座鞍要適當，前低後高，使人體重量均勻分布在臀部。當然，若能在硬座上再加一層海綿軟墊就更好了。此外，男性在騎車時應經常交換一下雙手的握把姿勢和位置，並戴上手套，以起到一些緩衝作用，減弱手掌所承受的壓力。當出現不良症狀時，最好能停騎一段時間，以解除症狀。

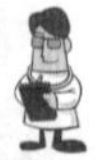

久坐沙發

專家分析 隨著人們居住條件的改善，沙發已成爲居家的必備用品。很多男性覺得坐軟沙發比坐硬椅子舒服得多，他們坐在沙發上看電視或處理工作事務，經常是幾個小時一動不動，但卻從未想到這柔軟舒適的沙發，竟會對自己的性功能造成損害。

我們的坐姿是以臀部坐骨的兩個結節作爲支撐點的，這時男性的陰囊輕鬆地懸掛於大腿之間，既受到保護，又不會被壓迫。但如果是坐在柔軟的沙發上，就不一樣了，這個時候坐姿則會改變，原來的支撐點隨之下沉，整個臀部陷入沙發中，沙發的填充物和表面用料就會包圍、壓迫陰囊。當陰囊受到過久壓迫時，會出現靜脈回流不暢，睪丸附近的血管變粗，瘀血嚴重時可導致精索靜脈曲張，患者會出現睪丸下墜沉重，下腹部鈍痛感。當精索靜脈曲張發生時，睪丸新陳代謝產生的有害物質不能及時排出，也得不到足夠的營養，就會使睪酮減少。睪酮是維持男子性功能和產生精子的動力，一旦缺乏，勢必導致男子性功能障礙和不育症。經常過多、過久地坐在軟沙發上，陰囊被包圍受壓，正常的溫度調節受到影響，致使睪丸的溫度上升。睪丸生精細胞對溫度非常敏感，溫度過高，會明顯損害到睪丸生精功能，不利於精子的生成，這也會影響到生育。

【特別提醒】男子需要長時間久坐的坐椅應以硬椅為佳，若是柔軟的沙發應鋪一層硬的坐墊。而且不應長時間坐沙發，一次坐沙發的時間不宜超過1小時，必須久坐時，應每隔半小時左右就站起來活動幾分鐘，改善局部血液循環，讓睪丸得到放鬆。另外，就是要選購好的、各部位的尺寸符合人體工程學要求的沙發。

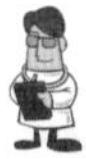

拔鬍鬚

專家分析 鬍鬚生長是男性特徵的表現，是身體發育的正常現象。有的男子剛有鬍子長出，覺得稀稀疏疏的不好看，又懼怕鬍子越刮越粗，便用手或鑷子等將剛剛長出的鬍子一根根拔掉，以爲這樣一來鬍子便會越拔越少。其實這很沒必要，因爲鬍鬚拔掉，毛囊還在，鬍鬚還是會再生長出來的。

醫生指出，拔鬍鬚是十分危險的，因爲人的口唇和鼻周圍淋巴管和血管網很豐富，與顱內血管相互交通，這個部位在醫學上稱爲「危險三角區」，隨意擠壓或挑、刮容易使細菌侵入顱內引起感染，導致多種疾病。此外，即使引起的皮膚感染能夠治癒，也有可能因爲損傷過重而會在表面留下疤痕、硬結或色素沉著，結果是愛美不成反而變得更難看。研究表明，一些患唇毛囊炎、癤腫、蜂窩組織炎的男性病人，在詢問病史時，幾乎都有拔鬍鬚的不良習慣。

【特別提醒】拔鬍子僅僅是拔掉毛幹和部分毛根，餘下的毛根仍可長出鬍子，所以鬍子是拔不盡的。拔鬍子有礙健康，要改掉這種壞毛病。鬍子也是男性美的一種標誌，用工具勤於修剪才是最佳的方法。

與他人共用刮鬍刀

專家分析 千萬不要與他人共用刮鬍刀，因爲一些傳染疾病的病毒可通過此一途徑傳播。研究表明，通過共用刮鬍刀傳播B肝病毒、C肝病毒乃至愛滋病病毒，是一種潛在的危險。刮刀常可引起皮膚擦傷或小裂口。若共用刮鬍刀者中有人染有上述病毒，就可能通過未經消毒的刀片引起交叉感染。

【特別提醒】除了不要與他人共用刮鬍刀外，最好也不要到理髮店去刮鬍子。

失眠

專家分析 失眠會增加男性患糖尿病的危險，瑞典的一項調查研究顯示，睡眠障礙會增加男性糖尿病的發病率，但是對女性沒有影響。除去年齡、高血壓、超重、抑鬱等風險因素，調查發現男性睡眠障礙者的比例，幾乎比女性高出5倍。

研究小組發現夜間睡眠不安穩、睡眠時間不超過5個小時的男性，糖尿病發病率升高近3倍，睡眠困難的男性糖尿病發病率，幾乎升高了5倍。但在調查中，睡眠與糖尿病的關係在女性中，反倒不那麼明顯。

研究者說，缺乏睡眠引起糖尿病有幾種方式，一種是睡眠不好會使增加壓力，另一種是睡眠缺乏會引起碳水化合物代謝紊亂。

【特別提醒】注意睡前三宜三忌非常重要。三宜是：一、睡前喝一杯熱牛奶。二、睡前足浴。睡前用溫水泡腳15～20分鐘，使腳部血管擴張，促進血液循環，使人容易進入夢鄉。三、睡前刷牙。「三忌」是：一忌飽食，晚餐七八成飽即可。二忌娛樂過度。三忌飲濃茶與咖啡，以免因尿頻與精神興奮而影響睡眠。

經常使用筆記型電腦

專家分析 筆記型電腦已經成爲一些白領階層不可或缺的隨身物品。可是，美國一項最新研究結果表明，男性經常在膝蓋上使用筆記型電腦可能會面臨不育的問題。此項研究涉及29位年齡在21～35歲之間的男性。研究人員稱，在他們使用筆記型電腦1小時後，他們左側陰囊和右側陰囊的溫度分別平均上升了2.6℃和2.8℃。一些研究發現陰囊溫度只要上升1℃，就足以抑制精子的產生。

筆記型電腦運行時內部最高溫度可達到70℃，在膝蓋位置上頻繁使用筆記型電腦，會將陰囊直接暴露在電腦內部散發出的熱量下。這種影響尤其是在天熱，用戶膝蓋裸露時更爲嚴重。此外，使用筆記型電腦需要特殊的身體姿勢，陰囊被會擠在緊閉的大腿之間，影響精子的數量。

【特別提醒】青壯年男性最好減少在膝蓋上使用筆記型電腦的頻率。即便非要使用時，也要儘量不讓筆記型電腦與人體直接接觸，找個隔熱材料墊，在筆記型電腦與皮膚之間，如雜誌等，這樣就能很有效地避免筆記型電腦危及健康。

男人趴著睡

專家分析 許多男性朋友喜歡趴著睡覺，其實這對健康非常不利。首先，趴著睡不但容易壓迫內臟，還會影響男性身體及生殖器官的血液循環，假如長期血液供給不足，有可能導致男性勃起功能障礙。其次，趴著睡對精子生長很不利。因爲陰囊是男人的「小冰箱」，它需要保持一個恒定的溫度，才有利於精子的生成。而趴著睡會使男性陰囊溫度升高，熱量不容易散發出去，進而影響生育。

因此，尚未生育的年輕人尤其要當心。再次，趴著睡會壓迫陰囊，刺激陰莖，因而易造成頻繁遺精，會導致頭暈、背痛、疲乏無力、注意力不集中，嚴重時還會影響正常的工作和生活。遺精比較頻繁的人更要當心這種睡姿。

【特別提醒】應採取什麼樣的睡姿比較好呢？一般來說，原則是不壓迫內臟器官，有利於身體休息。對男性來說，健康的睡姿有很多種，側臥、半側臥、仰面平臥都是不錯的選擇。尤其是半側臥的同時雙腿微屈，不但能使整個身體得到充分的休息，而且不會壓迫內臟器官，能使生殖系統得到良好的調養。

「敵視情緒」

專家分析 誰說不良情緒只是女人的困擾，它也一樣危害著男性的健康。專家發現：「敵視情緒」引發的焦慮、悲觀每上升1分，患心臟病的危險就增長6個百分點。因爲「敵視情緒」長期鬱積會破壞男性身體的免疫系統，更能對心臟系統產生壓力，嚴重的還會導致心臟受損。另外，「敵意」還讓體內炎症蛋白含量升高，引發冠心病。

【特別提醒】這是個講究團隊合作的社會，不能和他人積極合作更容易引發敵意。修煉心性，心態平和地與人合作，要知道懂得成全別人才能成就自己。

長期使用手機

專家分析 美國俄亥俄州克里夫蘭醫院的科學家們，對361名不育症男性患者的調查表明，男性每天使用手機的頻率越高，精子的數量和品質降低得就越多。那些每天使用手機通話超過2個小時的男性，其精子數量比完全不使用手機的男性的精子數量要少

40%，同時精子的活動力和生存力也明顯降低。雖然研究人員無法確定，手機輻射是否是造成男性生育能力下降的唯一原因，但並不排除手機的輻射熱效應，會造成不耐高溫的精子數量減少。

【特別提醒】把手機繫在腰帶上或放在褲袋裏，危害更為嚴重，因為這樣手機離男性生殖器官更近，其輻射對男性生育能力會造成更直接的傷害。

鼻毛隨便剪

專家分析 鼻腔是呼吸道的大門，是人體與外界進行氣體交換的通道，位於前沿陣地上的鼻毛，擔負著阻攔灰塵、細菌隨呼吸進入體內的使命。進入鼻腔中的灰塵、細菌被鼻毛阻擋，再由鼻腔黏膜分泌出來的黏液黏住，形成鼻涕而排出體外。鼻腔黏膜還可分泌免疫球蛋白A，以圍殲入侵的病菌。對於較大的異物，如蟲子、草屑等，鼻毛不但能攔阻它們進入鼻腔，還會立即向神經系統傳遞資訊，引起噴嚏，把這些異物排出去。如果將鼻毛隨便剪掉（或拔掉），使人體失去一個守門的衛士，將使很多細菌進入人的呼吸道，影響人體健康。此外，鼻毛和鼻前庭皮膚處是疾病聚集場所，當剪刀不慎損傷皮膚，或在拔鼻毛時使毛囊受損，病菌便會乘虛而入，使毛囊發生細菌感染。

【特別提醒】鼻毛過長，可以用專用的剪刀將暴露在鼻外的那部分剪去，而不必將剪刀伸進鼻孔裏去剪。

吃香喝辣

專家分析 前列腺發炎是中壯年男性最容易碰到的問題。性行爲清潔措施沒做好、經常憋尿、緊張鬱悶、愛喝酒、貪吃辛辣食物等，都會導致尿液產生刺激物質、膀胱內壓力增高、前列腺內尿液回流等後遺症，因而引發前列腺發炎。醫生提醒，青年男性要避免患上前列腺炎，應在生活飲食方面有所節制。

1．**酒**：酒是一種具有血管擴張作用的飲品，平時人們經常看到的所謂「一喝酒就臉紅」的現象，就是酒精擴張面部血管的結果。對於外表看不見的內臟器官，酒精擴張血管引起臟器充血也是十分明顯的，前列腺當然也不例外。

2．**菸**：香菸中的菸鹼、焦油、亞硝胺類、一氧化碳等有毒物質，不但可以直接毒害前列腺組織，而且還能干擾支配血管的神經功能，影響前列腺的血液循環，也可以加重前列腺的充血。

3．**辛辣食品**：如大蔥、生蒜、辣椒、胡椒等刺激性食物，都會引起血管擴張和器官充血。

【特別提醒】為了避免前列腺組織長期、反覆的慢性充血，必須忌菸酒，戒辛辣。前列腺炎患者一定要克服這些不良嗜好，尤其在疾病的緩解期，更應注意持之以恆，以免因一時的痛快而加重病情，結果反而導致長時期的痛苦。

第二章　與性生活相關的健康情報

熱吻

專家分析 處於熱戀中的男女雙方，總是喜歡用接吻來表達對情侶的滿腔熱情。但是有專家表明，熱吻是有害健康的。

法國有位女大學生在其論文中指出，典型的法國式熱吻需要牽動臉部29處肌肉，而且在熱吻的同時，會把9毫克的水分、0.7毫克的蛋白質、0.18毫克的有機物、0.71毫克的脂肪、0.45毫克的鹽分和250個細菌，送到雙方的口中，這不但是引起口腔及咽喉部許多炎症的主要原因，還會因爲熱吻的興奮，導致甲狀腺分泌異常和葡萄糖水平失常。

醫學專家們證實，接吻是許多疾病傳播的罪魁禍首，它充當了病毒感染的媒介，因爲熱吻難免要唾液交流，於是肺結核、病毒性肝炎、流行性感冒、腮腺炎、梅毒、風疹、傳染性單核細胞增多症、猩紅熱等多種疾病，很容易在接吻中流傳。

【特別提醒】父母親吻孩子也要注意，因為嬰兒的口腔內雜菌很少，身體抵抗病毒病菌的能力很弱，在正常情況下成人口腔存在著不少的致病菌，如鏈球菌、肝炎病毒，

以及其他病毒等等，通過父母親的吻，會把感冒、肝炎、結核病傳給孩子，這必須引起年輕父母的注意：請不要親吻孩子的嘴巴，改為親吻臉頰就好。

男性縱慾

專家分析 現代醫學研究表明，很多男性之所以抵抗力下降，容易得病，與過度頻繁的性生活導致精液消耗過多有關。精液是精子與精漿的混合物，含有多種無機鹽和微量元素，其中包括豐富的鋅元素。鋅與多種酶的合成及活性有關，在機體免疫功能方面起著重要的作用。

研究表明，每毫升精液中鋅的含量達150微克，比身體其他任何部位的含量都高。如果一次性生活排出2～6毫升精液，就相當於損失了300～900微克的鋅。而一個體重60公斤的男性體內鋅的總量才1.5克。由此可見，性生活過度，體內鋅的損失量是十分巨大的。鋅缺乏時，體內的淋巴細胞減少，免疫球蛋白水準降低，極容易感染疾病。

縱欲還會對心腦血管造成一定的傷害。縱欲最容易產生心臟的過度輸出和極限輸出，是形成腦溢血、腦梗塞、冠心病、早搏等疾患的主要因素。時間久了，最終會導致這些病患的暴發。性行爲過程中還有呼吸加快的情況，而過度急促的呼吸，往往會爲肺結核、肺氣腫、支氣管炎種下隱患。

另外，性生活過度會造成易出汗的現象，而且所出的汗爲黏汗，這樣就導致了以後經常性無誘因地身體出汗、虛胖、免疫能力低下、容易感冒等，且感冒時間長，難以治癒。這樣再進一步發展，就會導致膽囊炎、類風濕性關節炎、風濕性心臟病、前列腺炎等疾病。

【特別提醒】要想優生優育，就必須改掉縱欲的習慣。

酒後性生活

專家分析 很多男人喜歡在酒後過性生活，而且還有人認爲酒後搞起來更過癮、更能持久享受。其實，酒後尤其是大量飲用烈性酒後，反而會導致男方陰莖勃起不堅或早洩，妨礙性生活和諧。

現代醫學研究表明：酒精會讓人神經系統不穩定，性生活時感情會異常衝動，加重中樞神經系統的負擔，反而使性興奮無法充分發揮。酒後過性生活，由於血液循環受到酒精成分的干擾，性器官血液供應得不到保證，會誘發性功能障礙。再則，酒後胃腸道與肝臟的負擔較重，如有性生活，會分散體力，對胃腸與肝臟都很不利。

酒精的毒性作用，不僅在於肝臟、腎臟、循環系統和神經系統等，更嚴重的，它是一種性腺毒素，尤其是過量飲酒，必致性腺中毒，特別是睪丸，表現爲血中的睪丸酮水準降低和性功能低下。

據觀察，大約有70％～80％的嗜酒男性，可出現陽痿或不育。另外，烈性酒的危害更大，一個平時不喝酒的男性，即使只喝一次烈性酒，也會導致睾丸酮水準降低，24小時後才能恢復正常。如果每天平均飲酒量超過250克，不但可使其睾丸酮水準顯著降低，而且會大大地改變和破壞精子的成分，使胎兒出現畸形或死亡，嚴重者可導致睾丸萎縮，最終喪失生育能力。

【特別提醒】對於那些喜歡在酒後過性生活的男人來說，酒後最好能控制一下自己，否則不僅傷身體，而且若生出一個畸形兒也會更傷心，到時悔之晚矣！

專家分析 為求「性福」而用藥

長期性欲減退不但影響夫妻感情，往往也是健康及精神狀況的具體反應。一些男性朋友隨著年齡增大，性欲逐漸減退，他們爲了重振「雄風」，往往會服用「參茸丸」、「男寶」、「金鹿丸」等滋補強壯劑。這類藥物眞的能有很好效果而對人體沒有任何損傷嗎？男子性功能是一個複雜的生理過程，涉及到神經、精神因素、內分泌功能和性器官等各個方面，其中大腦皮質的性條件反射起著主導作用。而男子性欲的減退，往往並不是單純的因身體虛弱造成，大抵上來說主要包括以下幾個方面——

1．**情緒因素：**性生活應在愉悅和歡欣的心理狀態下進行，如果長期存在心理障礙和諸多不良因素影響，即可導致性欲減退。如對過去手淫有罪惡感，或對生活悲觀失望，以及工作屢屢受挫，人際關係緊張，家庭不幸等造成心情抑鬱、悲憤難平，皆可導致性欲減退。其次如長期從事繁重勞動，特別是腦力勞動也會造成性欲減退。

2．**疾病因素**：患有泌尿生殖系統疾病，在性生活時出現不適反應，從而抑制了性欲。如慢性前列腺炎、附睪炎、尿道炎等。其他如內分泌疾病、各種全身性慢性疾病等，亦可因雄性激素分泌過少或代謝紊亂而影響性欲。

3．**藥物因素**：長期服用某些藥物也可造成性欲低下。常見的如鎮靜劑和安眠劑安寧、利眠寧、巴比妥、安眠酮；抗組織胺藥苯海拉明、撲爾敏；抗胃痙攣藥阿托品、普魯本辛；治療胃、十二指腸潰瘍藥物甲氰咪胍；抗高血壓藥利血平等等。

4．**不良嗜好**：長期嗜酒成癖導致的慢性酒精中毒，長期大量吸菸導致的慢性尼古丁中毒，以及吸毒（大麻葉）也可造成性欲減退。

如果男子在發現自己性欲減退時，並不去尋找真正的原因，而是一味地採取服用滋補壯陽藥物。而體內陰陽又是相互消長的，如多用助陽藥易損陰；多用滋陰藥可損陽。這樣一來，不但不能出現所期望的效果，反而還可能會誤傷肌體，結果無法避免地招致陰陽失調，氣血不和，百病叢生。

【特別提醒】藥物壯陽不可取，因為凡是藥物三分毒。

情色A片

專家分析 一些男性喜歡看A片，並認為可以刺激性欲，可事實並不是這樣，男人對A片過分沉迷，只會令自己對性越來越麻木，他們會反覆要求更刺激的東西來滿足自己的欲望，以此形成惡性循環。有調查顯示，42%的女性認為伴侶沉迷於A片只會令男女雙方的關係，變得非常糟糕。

要知道，人的欲望永無止境，特別是對性的追求更讓人癡迷。如今隨著科技的進步，男人們可以足不出戶就能在成人網站觀看或下載情色影片。這成為一種刺激源，他們最後要不斷花時間去尋找情色資訊自我滿足，對自己的配偶或其他事反而不感興趣。很多男性對A片中女星的惹火身材蠢蠢欲動，對自己女伴的身材會越來越不滿，令女伴覺得自己的重要性下降，久而久之感情就會破裂。

同時A片中，有許多變態不倫等情節，也會給人帶來邪惡的念頭，因此不得不慎！

【特別提醒】要減少這一惡性循環就要遠離這些情色A片，當然，你與女友過性生活時，可以把它當作一種刺激來激發彼此的性欲，但要適可而止。

忽視性生活的衛生

專家分析 男性會陰部包括陰莖、尿道外口、包皮、陰囊、腹股溝和肛門周圍，該區域受大小便影響，容易發生污染和病原體感染。而且，男子陰囊、陰莖皮膚皺褶多，汗腺多，尤其是穿化纖內褲通風不良，汗液、殘留尿液、性交後雙方分泌物，均可污染局部，引起感染。另外，有些男性的包皮過長容易藏污納垢，導致生殖器炎症。男性如果不注重清潔，對女方的生殖健康也有直接影響，因爲有許多生殖道感染，如白色念珠菌、陰道毛滴蟲等引起的感染，是男女共患的，它們可導致女性陰道炎，甚至影響女性的生育能力。

【特別提醒】男性應該注意自己生殖器官的衛生保健，具體事項有如下幾點：(1)不要穿過緊的衣服；(2)生殖器官要勤洗；(3)內衣褲要勤洗勤換。

男性無需常洗會陰部

專家分析 女性易得尿道感染、陰道炎，所以她們需要經常清洗陰部。那麼，男性是不是就沒有必要常清潔陰部呢？男性的陰部包括陰莖、陰囊、大腿根部和肛門。該處汗腺多、分泌物多、皺褶多。男性陰莖前端的尿道口，排尿後尿漬常沾染在其間，特別是包皮較長時更嚴重。陰莖體的包皮和冠狀溝處有較多皺褶，尿漬、汗漬和性衝動時外溢的分泌物，也會使局部的濕度增加，成爲最適合細菌生長繁殖的小環境。此外，陰囊緊挨著肛門，皮膚表面的皺褶更多，還有豐富的汗腺、皮脂腺和少量陰毛。如果長期不清潔，汗漬、皮脂及肛門口的糞漬，就會彙集在一起，如果再加上幾天不換的內褲污染，就會孳生繁衍大量的病菌。不但會有異味，還容易導致龜頭炎、包皮炎、陰囊濕疹、股癬等疾病。成年人還有可能罹患陰莖癌。

【特別提醒】男性也應該重視陰部衛生，養成經常清洗陰部的良好衛生習慣，清洗時要把包皮翻上去，將包皮內、冠狀溝等處的污漬徹底清洗乾淨。陰囊和大腿根部也要洗乾淨。而且，男性保持陰部的清潔，對自身和伴侶的健康都是極其重要的。

出差時小心生殖器感染

專家分析 經常出差住旅館，頻繁洗三溫暖的人都有這樣的體會，一段時間不注意個人衛生，就會覺得陰囊皮膚紅腫脹痛、行走時墜脹不適，並伴有尿頻、尿急、尿痛等症狀，尿道黏膜充血、水腫……有的男性出差沒幾天回來，陰莖就變得「難伺候」起來，以爲染上了性病，後來經醫生一檢查才發現，這是感染了急性尿道炎的緣故，需要使用抗生素治療。此外，性病並非都由不潔性交引起，被褥、毛巾、浴盆、馬桶蓋上沾染的病原菌，間接導致的性病，占發病總數的40%。

另外，陰虱、睪丸炎、龜頭炎、尿道炎等生殖器感染，也可以通過上述途徑傳播，甚至發生率更高。特別對於出差在外洗浴的男性來說，接觸潮濕浴室裏病原體的機會多，更容易受到病毒、細菌的侵襲。

【特別提醒】男性出差在外，如果住衛生條件不太好的旅館，在使用馬桶時一定要避免直接接觸它，最好在馬桶蓋墊上衛生紙；儘量避免使用旅館提供的毛巾，儘量用沖澡，不要在浴缸內泡澡；游泳時要自帶毛巾、游泳衣褲。如果感到自己有生殖器搔癢難忍，或者發炎症狀，一定要及時到醫院就診。

男性「亂」吃

專家分析 吃東西不當會引發疾病，但這讓人想到最多的往往是腸胃疾病，很難與男性病聯繫到一起。而實際上，男性不育也可能是因爲吃東西不當。

人的生育能力與營養因素是密切相關的，營養不足或過剩都可能導致男性不育。當男性的身體出現營養不良時，維生素A、維生素B群、維生素C、維生素E和礦物質鈣、磷、鐵，以及微量元素鋅、硒等就會缺乏，精子生成就會減少，存活力就會降低。在男性少年時期，營養過剩多會導致肥胖，脂肪沉積使腦垂體功能喪失或減退，男性激素無法釋放或減少，就容易出現小睪丸、小陰莖及第二性徵缺乏、女性化等特徵，這樣成年後就極可能導致不育症。

英國科學家發現，近幾十年來，男性精子數量減少和睪丸體積縮小與辛基苯酚、雙芬A和丁基苯甲基酞酸脂有很大關係，而這些物質在奶瓶、罐頭盒、食品包裝袋等的內壁塗層中都含有，人在進食這類食品時，就會吸收到這些物質，阻礙精子的生成。

【特別提醒】男士們為了能夠正常繁衍後代，飲食方面要多加注意。在飲食時，一定要講究膳食平衡，保證維生素、礦物質和微量元素的正常攝取，糾正營養不良或過剩現象，使你在充分享受「性」福的同時，也具有良好的生育能力。

洗澡後立即行房

專家分析 大多數夫妻都有在房事前洗個熱水澡的習慣。其實，從醫學角度看，洗澡後隨即行房，可能會影響性生活的品質。因爲人體對血流量有自動的調節功能，哪個器官工作忙就會向其「調動」一些血液。洗澡後，溫度和摩擦使血液向皮膚流動，並停留一段時間，這時行房，性器官會向皮膚「搶」血液，就會發生調配上的矛盾，性器官得不到足夠的血量，必然影響性生活的品質。偶爾一兩次倒也無妨，倘若長期如此，體內血液循環總處在失衡狀態下，不但影響性功能，還會使心、腦的血液供應相對不足，容易產生頭暈、心悸、乏力，甚至昏厥。

【特別提醒】怎樣才能既保持清潔衛生又能「性趣」盎然呢？洗小澡講衛生，即僅對生殖器官局部進行必要的清潔，以局部清洗來代替洗澡。或者在洗澡後，最好先休息半小時，待皮膚血流量恢復正常之後，再行房比較合適。

忍精不射

專家分析 有的男子爲了延長性交時間，到了即將射精的時候，故意忍精不射。

有的男子聽信了所謂的採補術，與女子性交，一日多次，只性交不射精，以此方法「採取」女子「眞陰」，以「補養」自己的身體。其實這些都是錯誤的做法。如果性交時男性忍精不射，男女雙方均達不到最大的快感，享受不到最大樂趣。性交到了「射精」的分上，即使強忍著不射出體外，精液實際上已經射入了自己的膀胱，然後隨尿液排出體外，絲毫不能「節省」下來。

與此同時，由於強迫自己忍精不射，使得陰莖、膀胱、前列腺、精囊腺等生殖器官長時間處於充血的狀態。久而久之，容易導致男性生殖器官的炎疾或前列腺增生，引起排尿不暢、排尿滴瀝、尿瀦留等病症，甚至可導致男性不育。

【特別提醒】與其做愛時不射精，不如適當調整房事間隔更為實際。如果出於避孕目的而忍精不射，不妨可以採取戴避孕套性交的方式替代，以避免由於忍精不射而導致的各種疾病。

情趣用品

專家分析 現代許多夫妻爲了提高性生活的品質，不惜花費金錢購買一些據說能延長房事時間、增加夫妻閨房情趣的所謂性用具。其實，對於健康人來說，這些用具雖然可短暫地增強性樂趣，但長期使用則會使性功能遭受難以恢復的不良後果。濫用這些性用具，可使人的腦垂體激素分泌失調，打破原有的激素平衡，以致誘發細胞異變。長期使用還可造成興奮、失眠、心悸等不良的反應。

【特別提醒】只要人的性能力在正常的範圍內，就不必使用性用具，提高人的性功能最好的辦法就是加強體育鍛鍊，以及進行科學合理的飲食。

第三章 疾病防治的健康情報

椎間盤突出亂按摩

專家分析 在報紙，或街頭招牌廣告上經常有這樣一些宣傳——某某幾代祖傳推拿按摩手法，能將突出的椎間盤復位。實際上，這種說法是十分不嚴謹的。腰椎間盤突出症患者在纖維環未破裂時，腰椎間盤以膨出方式突出，將脊柱做適當的重定，突出的組織可以退回到椎間隙內。按摩方法可以加強後縱韌帶等對突出物的壓力，迫使突出物退回到椎間隙，但須有經驗的按摩醫師。一旦纖維環已經破裂，再想通過推拿治療使已突出的椎間盤復位是不可能的。在此期間，推拿治療若處理不當，很可能會加重病症。

另外，牽引也是改善腰椎間盤突出症的有效方法，但也不是所有的人都適合，中央型腰椎間盤突出，雙下肢疼痛、麻木，伴有大小便功能障礙者不宜牽引，腰椎間盤突出症伴全身明顯衰弱的患者，如有心血管系統和呼吸系統疾病，心肺功能較差的患者也不宜牽引。

【特別提醒】腰椎間盤突出患者應到正規醫院就診，確診椎間盤突出的程度，是否

存在治療的禁忌症，然後在有經驗的醫師的指導下，選擇正確的治療方法。

胃潰瘍患者食糯米製品

專家分析 糯米是一種溫和的滋補品，有補虛、補血、健脾暖胃、止汗等作用，適用於脾胃虛寒所致的反胃、食欲減少、泄瀉和氣虛引起的自汗、氣短無力、妊娠腰腹墜脹等症。然而，胃潰瘍患者卻要慎食糯米，因胃與十二指腸潰瘍病的發生與胃酸有一定關係。日常生活中，凡是能促進胃酸增加的因素，都可使病情加重，或者引起潰瘍病復發。糯米的黏性比較大，相對比較難消化，從胃中排出的時間延長，促進胃酸分泌增加。因此，潰瘍病人進食糯米製作的各種食品，往往會使疼痛加重，甚至會誘發胃穿孔、出血等嚴重的併發症。

【特別提醒】糯米年糕無論甜鹹，其碳水化合物和鈉的含量都很高，有糖尿病、體重過重，或其他慢性病如：腎臟病、高血脂的人，也要少吃。

藥源性腸炎

專家分析 中高年齡由於肌體免疫功能下降，體內正常菌群紊亂，經常發生感染，感染後又少不了使用各種抗菌藥物。使用抗菌藥後，一部分體內細菌會被殺死，而另一部分體內細菌對所使用的藥物不敏感，即可大量增殖，從而出現菌群失調現象。其中對中高年齡消化道危害比較大的是艱難梭菌。

艱難梭菌（clostridium difficile）是人類腸道正常菌群的一個成員，30%的成年人腸道中都有此菌。它對氨苄青黴素、頭孢菌素、紅黴素、四環素等常用抗生素均不敏感，而長期使用這些抗生素時，抑制了腸道中敏感細菌，艱難梭菌即乘機大量增殖，並可產生毒素，從而引起假膜性腸炎。中高年齡免疫力低下，往往容易發生伴有全身中毒症狀的假膜性腸炎，引起脫水、低蛋白血症、電解質紊亂，甚至導致嚴重後果。發病年齡以60～70歲老人最爲多見，一般在應用抗生素1～2週後出現症狀。

【特別提醒】抗生素使用不當與艱難梭菌腹瀉密切相關，這也是住院病人最常見的腸道感染的病因之一。中高年齡一旦應用抗生素後出現頑固腹瀉、發熱或類似腸梗阻症狀時，要考慮是否是艱難梭菌引起的假膜性腸炎，必須立即停止正在使用的各種抗生素。病情嚴重的尚需使用甲硝唑、萬古黴素進行治療。由於艱難梭菌具有芽胞，一般需經1～2週時間，才能使細菌完全消除。

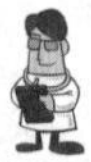

異物入眼用水沖

專家分析 在馬路上行走或者颳大風，有些異物會進入眼裏，人們立即感覺眼睛疼痛不適，不能睜眼，勉強睜眼也是淚汪汪的，總覺得有東西在磨眼珠。有些人認爲用手揉一下眼睛，或者是用水來沖洗，異物就會出來，但這樣做並不是正確有效的方法。

一般若是跑進沙石、飛蚊或游泳完畢的輕微疼痛，不宜以水沖洗，因爲我們的眼睛在淚膜的保護下，能保持無菌狀態，這是由於眼睛裏的鈉離子、蛋白質與溶菌酶具有殺菌力。另外，眼球是由養分層、水分層、油層所構成，若以水沖洗，不免傷及眼睛。因此，異物進入眼中而微感不適時，只要輕輕眨眼，讓眼淚代爲清洗並排出異物即可。最好不要以手用力揉搓，或是以自來水沖洗，因爲眼淚才是最佳的洗滌劑。除非是被強酸強鹼噴入才必須以大量清水沖洗，在初步處理後請立即就醫。

【特別提醒】異物進入眼睛後，我們應該怎麼辦呢？正確的做法如下：(1)安靜地閉眼數分鐘，讓眼淚將異物沖至內眼角處，然後用乾淨的手帕指擦內眼角處，浸在眼淚中的細小異物即可隨之被清除；(2)如果眼睛仍感覺疼痛，則應將眼皮翻過來，檢查異物是否嵌在瞼結上，看到異物後，可用棉簽或乾淨手帕角輕輕將異物拭去；(3)若異物嵌在黑眼球上，則應到醫院掛急診。

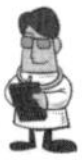

口香糖除口臭

專家分析 口臭是困擾許多人的問題，其患者往往不敢直接面對其他人說話，給生活帶來了相當大的不便，而且嚴重影響了患者的自尊心。而口香糖以其特有的清香，成爲了很多人抑制口臭的常用藥，但是這眞的有效麼？口臭產生的原因有很多種，其防治方法也各不相同。有的是食用大蒜、洋蔥等刺激性食物引起的口臭；有的是由於抽菸、喝酒等不良嗜好引起的口臭；有的是由於腸胃病、糖尿病、咽喉炎等疾病引發的口臭；還有的口臭是由於口腔不潔引起的。利用口香糖的清香的確可以壓制口腔裏的異味，但是卻達不到治本的效果。市場上最常見的有兩種口香糖：一種是含砂糖或蔗糖的含糖口香糖，還有一種是含木糖醇等糖的代用品的無糖口香糖。如果含糖口香糖嚼得過多，會因爲其中的糖分在口腔中駐留而引起蛀牙，加重口中的異味。而木糖醇口香糖也不能過多地使用，現在醫學上對木糖醇是否有害的問題還存在爭議。所以，以口香糖抑制口臭的方法並不可取。

【特別提醒】口臭惹人煩，治療有講究，口香糖治標不治本。

胃及十二指腸潰瘍病人服阿司匹靈

專家分析 阿司匹靈是一種常用的解熱止痛藥，具有療效可靠、攜帶服用方便等特點。但胃、十二指腸潰瘍的病人不適宜服用，因爲它對病人有以下副作用：⑴直接刺激胃腸黏膜，影響潰瘍癒合：阿司匹靈類藥物對胃黏膜有直接刺激作用，使黏膜充血水腫，影響潰瘍面的癒合。⑵可以引起上消化道出血：因爲阿司匹靈能抑制體內前列腺素的合成。在前列腺素生物合成過程中產生的一種叫做促凝血素A_2的物質，對血小板有很強的聚集作用，並能使血管收縮，有促進凝血、防止出血的生理功能。阿司匹靈能抑制前列腺素的合成，也就抑制了促凝血素A_2的合成，使出血時間延長。由於胃黏膜充血水腫糜爛等，容易誘發上消化道出血，嚴重的甚至發生胃穿孔。

【特別提醒】人體內的前列腺素有抑制胃酸分泌和增加胃黏膜血流量的作用。而阿司匹靈能抑制前列腺素的合成，使胃酸分泌大量增加，所以病人服藥後胃痛、反酸等症狀加重。

扭傷馬上貼膏藥

專家分析 膏藥是家庭中常用的一種外用藥，具有使用方便、價格低廉、療效顯著、不污染皮膚及衣服等優點。然而，在使用該藥治療跌打扭傷時，許多人傷後立即貼上膏藥，以爲這樣傷痛會好得快。其實，這種做法不但無法減輕疼痛，反而會造成局部腫脹加重，疼痛更厲害。人體組織在受到外力損傷後就會立即呈現炎症反應，液體大量自血管內滲出到扭傷處，局部慢慢出現腫脹，繼而壓迫神經引起疼痛。這種反應在24小時內可以達到頂峰，如果在此期間貼上傷濕止痛膏，其活血作用會使局部血液循環加速，自血管內滲出的液體也會增多，局部腫脹疼痛也會更爲加重。因此，傷後即貼不能達到消腫、止痛的目的。

【特別提醒】正確的使用方法應該是，跌打損傷後，在皮膚無破損的情況下，應先用濕毛巾或生薑片將患處的皮膚擦乾淨，然後，趕快冰敷或用冷水沖洗患處，儘快使血管收縮，減輕腫脹疼痛的現象，等24小時之後再貼消腫止痛藥膏，這樣既可減輕疼痛，又可縮短病程。

染上性病自己買藥治療

專家分析 性病主要是通過性行爲傳播的一類疾病。目前一般人所患性病中，淋病、非淋菌性尿道炎、梅毒、尖銳濕疣、生殖器皰疹等最爲常見。淋病如果不及時徹底治癒，可以發展成爲慢性。患者體內長期帶菌，不時發作，會侵犯內生殖器官如子宮內膜、輸卵管，或者盆腔等其他臟器。淋病治療不規則還可促使淋病菌產生耐藥性。治療淋病時如果抗生素劑量不足或用藥時斷時續，病情得不到有效控制，更易產生耐藥性。梅毒螺旋體對青黴素不產生耐藥性，但是由於梅毒的病情進展相對比較緩慢，一期梅毒的症狀也不嚴重，但卻可因不徹底治療發展爲晚期梅毒。發生三期梅毒時，梅毒病變會侵犯心臟、大腦、腎臟或其他重要臟器。晚期梅毒治療效果不理想，即使能保住生命，也會遺留嚴重的殘疾。

【特別提醒】患性病後一定要勇敢面對現實，一定要到正規的醫院和性病防治所診斷和治療。治療時要嚴格按醫囑，保證用藥正規和足量，使性病在急性期得到根治。

治療創傷勤換藥

專家分析 有些人以爲，創傷要經常換藥才會好得快。其實不然，換藥過勤反而會影響傷口的癒合。換藥只是換一換消毒敷料而已，並不能幫助傷口儘快癒合。相反，經常換藥還會對傷口產生有害刺激，影響傷口的癒合時間。皮膚出現傷口後，血液中的纖維素和白細胞，會形成一層纖維素膜保護傷口。換藥時，需要擦洗傷口，這樣就會損壞保護肉芽組織的纖維素膜，損傷肉芽，引起出血，影響傷口癒合。因此，創傷經常換藥反而是不利於康復的。

【特別提醒】通常來說，一般傷口在24小時內完成首次換藥效果最佳，以後每2～3天換一次，夏天則需要每天換藥，並使用酒精消毒傷口。

小傷不用治

專家分析 日常生活中，一不小心就會受點兒小傷。很多人對此頗不以爲然，覺得小傷小碰不用管它，過段時間就會自行痊癒了。其實，看似不嚴重的小傷口，處理不當也可能導致破傷風。破傷風是因傷口感染了破傷風桿菌而引起的，在厭氧條件下該菌可大量繁殖，並產生毒素，引起一種急性特異性感染。破傷風桿菌廣泛存在於泥土、塵埃及人畜的糞便之中。正常情況下，破傷風桿菌及其毒素是無法侵入人體皮膚和黏膜的，只有在人體受傷後，當傷口窄深、缺血、壞死組織多、引流不暢、局部缺氧時，才容易發生破傷風。由於傷口癒合後產生厭氧環境，有利於厭氧菌繁殖，所以被帶有泥土的鏽釘或木刺刺傷的傷口，極容易出現破傷風。

【特別提醒】破傷風雖然是一種極為嚴重的疾病，但並非不可預防，最有效的預防方法就是受傷後注射破傷風類毒素。通過及時注射此類毒素使人體產生抗體，並在較長時間內保持一定的濃度，以中和進入體內的破傷風毒素，不致發病。應該注意的是，凡是外傷都要及時加以處理，徹底清潔傷口，積極治療，即使只是微小的傷口也不能疏忽大意。此外，還應加強個人安全防護，堅決摒棄用香灰等不潔物處理傷口的陋習，以降低罹患破傷風的可能性。

唾液用來消毒殺菌

專家分析 有些人在被蚊蟲叮咬、皮膚損傷，甚至被毒蛇咬傷時，因一時找不到藥而以唾液來消毒殺菌。要知道傷口最怕受到細菌感染，而因爲咀嚼食物的緣故，口中很容易滋生各種細菌。如果用唾液爲傷口消毒，不僅不能達到消毒的目的，反而可能會造成感染。

【特別提醒】如果受了傷，最好用大量的清水沖洗傷口，然後儘早到醫院進行專門的治療。如此才是上策，才更有利於保持你的身體健康。

碘酒、紅汞水混用

專家分析 有人受傷之後在傷口處擦了碘酒又擦紅汞水，認爲這樣能達到雙重消毒的作用，其實這樣做很可能會起反效果，不僅不能消毒，還有可能會導致「中毒」。這是因爲，碘酒中含碘，有較強的殺菌作用，可以破壞細菌的原漿蛋白並殺死細菌的芽孢；紅汞水是汞和溴的有機化合物，汞離子能沉澱細菌蛋白，具有抑菌殺菌作用。如果把這兩種外用藥混合使用，碘酒中的碘與紅汞水中的汞就會發生化學反應，變成具有極大毒性、刺激性很強的碘化汞，輕則會破壞皮膚組織，導致紅腫、水泡，重則會引起皮膚中毒，致使傷口化膿。

【特別提醒】碘酒與紅汞水是不能混合使用的。

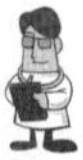

扭傷後立即抹紅花油

專家分析 日常生活中，人們一不小心就會發生輕微的腕、踝關節扭傷。一旦受傷，很多人馬上就用家裏常備的活血化瘀、消腫止痛的藥物，如紅花油等活血化瘀的藥物，對扭傷處進行塗抹按摩，覺得這樣能及時治療，好得快。其實，這樣做反倒不利於傷勢好轉。這是因爲，在受損傷的24小時內（即急性期），皮下軟組織周圍的小血管會發生破裂，此時如果使用紅花油等活血化瘀的藥物外用塗抹揉搓，就會加重局部的血液滲出，致使腫脹加重。

【特別提醒】在扭傷的急性期，應用毛巾包一些冰塊，對扭傷處進行局部冰敷，避免過多活動，並嚴禁熱敷、揉搓及塗抹活血化瘀藥物。24小時後，扭傷局部會進入血腫吸收和組織修復期，這時才可以使用紅花油等活血化瘀藥物，每天塗抹患處4～6次。不過，若扭傷處皮膚出現破潰，就不能使用紅花油；使用後會發生皮膚過敏的人，也應該立即停止使用。

常吃薄荷糖提神

專家分析 有些人喜歡吃薄荷糖，認爲能提神醒腦，去除口腔異味。但長時間咀嚼薄荷糖卻會刺激口腔黏膜，導致口腔發炎。薄荷糖含有薄荷成分，對呼吸道疾病有抗炎作用，可使皮膚毛細血管擴張、散熱增加，引起皮膚冷反射，所以有解熱的作用，長時間咀嚼薄荷糖，會反覆刺激口腔黏膜，導致黏膜角化層增厚，炎性細菌侵入，損害到口腔黏膜。

【特別提醒】 除薄荷糖以外，長時間咀嚼口香糖也會損傷到口腔黏膜。口香糖是由軟質膠加入糖類，及各種香料製成的，持續咀嚼易使舌尖部表皮血管破裂，牙齒刺激口腔黏膜，導致口腔也會受到不同程度的損害。

多睡覺治療精神病

專家分析 精神病患者在發作時常表現出興奮、躁動、行爲紊亂、睡眠障礙等精神症狀，很多人認爲讓患者多睡覺就能緩解精神病的病情。其實，這是一種誤解。抗精神病藥物是通過調節大腦內的神經遞質（如多巴胺、五羥色胺等）的作用，來消除幻覺、妄想等精神症狀，只是大多數抗精神病藥物都具有鎮靜作用，患者服藥後就可能出現睏倦、睡眠增多等現象，所以造成了多睡覺就能治療精神病的假象。適當的鎮靜對興奮病人能控制其興奮症狀，但對症狀較輕的患者，鎮靜卻會產生副作用，從而影響患者的正常生活和工作。

【特別提醒】多睡覺就能治療精神病的說法是不科學的。

骨頭沒受傷不會骨折

專家分析 大部分人都認爲，骨頭沒受傷是不會發生骨折的。但實際上，骨頭受傷只是造成骨折的原因之一，還有許多其他原因也會導致骨折的發生。

一般而言，中高齡非受傷性骨折的主要原因就在於骨的品質。引起骨骼品質變化的原因很多，最爲常見的是老年性骨質疏鬆。患有急、慢性骨髓炎或骨結核，骨質會遭到細菌破壞，使骨的堅度和剛度下降，平常行走或站立時就會引起病理性骨折。治療時除了清除病灶、控制感染外，還要注意恢復骨質強度，以適應負重及運動的需要。骨骼腫瘤如骨囊腫等，會破壞骨質，形成骨空洞，也容易引起骨折。還有些骨折病人，骨骼原本沒有任何疾患，也未曾受過傷，只是連續長時間站立、行走後感到小腿或足部疼痛，其肢體外表也基本正常，沒有皮膚紅腫或只有輕度腫脹，但用手指按壓疼痛部位就會有酸痛感，這種情況多爲疲勞骨折。

【特別提醒】某些遺傳或代謝性疾病，也會導致骨質疏鬆，而發生骨折。比如脆骨症患者，其全身的膠原纖維都嚴重發育不良，骨骼強度不足，一生中發生的骨折次數可達數十次。

扭傷脖子後端頸治療

專家分析 有的人一旦脖子扭傷，便請人爲其做端頸治療，此法十分不妥。如果是因頸椎骨質增生及其他內科疾病所引起的，或是頸部因突然後仰或前屈，或因熟睡後肩部裸露風吹著涼等導致的頸部兩側牽拉性疼痛，則非端頸治療所能消除的。如果這些病人被多次端頸治療，有可能耽誤病情，也有可能使頸椎骨質增生因機械刺激而加快增長，還有可能因端頸時用力過猛或手法失誤，造成頸骶移位，進而危及生命。

【特別提醒】脖子扭傷的原因很多，如屬落枕引起，端一下脖子，可能有些效果，但若是其他原因引起的要根據實際情況及早接受治療。

頭痛就用止痛藥

專家分析 研究表明，幾乎所有的頭痛都源於血管和肌肉，尤其是血管的牽拉。在情緒緊張和酒精等因素作用下，由於腦動脈血管收縮，動脈血管受到牽拉便會產生跳痛。因此，治療頭痛時，首選和最有效藥物並不是止痛藥，而是作用於血管的藥物。另外，某些神經性疼痛和風濕性疼痛者，大多有自行服用止痛藥的習慣。常用的止痛藥雖能暫時緩解各種疼痛，但不能根治引起疼痛的疾病。

【特別提醒】過多過久地服用止痛藥危害有三：(1)是出現胃腸不適、氣喘、消化道潰瘍等症狀和疾病；(2)是增加肝腎解毒排毒的負擔，影響正常代謝；(3)是容易成癮，造成用藥量被動增大。另外，因工作勞累所致的身體疲乏，肌體似痛非痛，隨意服用止痛藥無異於飲鴆止渴，更應避免。

腹痛亂揉肚子

專家分析 孩子一喊肚子疼，家長就喜歡在他們肚子上按揉。如果孩子是因飲食過量或消化不良引起的絞痛，家長爲其揉肚子後，胃腸蠕動增快，可以使疼痛減輕。但是，腹痛的原因很多，假如是肚子中有蛔蟲，亂揉肚子可刺激蛔蟲亂竄，或穿破腸壁，或鑽進膽道，危害不淺；患化膿性闌尾炎的孩子，被家長按揉肚子時，有可能因重壓而使膿處破裂，引起細菌擴散，發生腹膜炎；假如是患腸套疊，從上至下地按揉肚子，還可使孩子所患的迴腸結腸型腸套疊的套位加深，甚至有可能因此而危及生命。

【特別提醒】腹痛時切勿隨意亂揉肚子。

凍傷用火烤

專家分析 凍傷的地方常由於血管收縮，而引起血管痙攣，從而阻礙血液流通。此時如果用火烤，或者用熱水燙，表面的血管會逐漸擴張，而深部的血管仍處於痙攣狀態。由於血液回流不暢，皮下組織缺氧，代謝產物不能充分排出，會使凍傷不斷加重，甚至發生潰爛。

【特別提醒】凍傷絕對不能用火烤。

咽喉稍有不適即含潤喉片

專家分析 潤喉片是臨床常用的消炎潤喉藥物，具有清熱解毒、消炎殺菌、滋陰止渴、潤喉止痛、利咽祛腐等作用，常用來治療咽喉炎、口腔潰瘍、扁桃體炎、聲音嘶啞及口臭等疾病，以其作用快、經濟方便而受到歡迎。但不少人咽喉稍有不適，就自行含服潤喉片，其實這種做法是很不妥當的。

有的潤喉片含有碘分子，活性大，殺菌力強，對細菌繁殖體、芽胞和眞菌有良好的殺菌和抑菌作用，但是對口腔黏膜組織刺激性很大，不宜長期含服。另外，有碘過敏史或懷孕、哺乳的婦女均不能含服。對碘過敏的人如果含服含有碘分子的潤喉片，就會發生過敏反應，出現呼吸急促、面色蒼白、口唇青紫、皮膚丘疹、全身濕冷等症狀。哺乳的婦女如果含服含碘的潤喉片，碘可經乳汁進入嬰兒體內，影響嬰兒生長發育。

【特別提醒】以中藥成分為主的潤喉片，並不適用於病毒性咽喉炎。

痰多就服鎮咳藥

專家分析 很多人咳嗽時喜歡服用鎮咳藥。但是有一點要明白，在無痰乾咳的情況下服鎮咳藥是十分必要的。但當痰多時服用鎮咳藥，則可造成痰液瀦留在呼吸道，從而阻塞呼吸道，甚至發生細菌感染。特別是中高年齡在陣咳且痰多的情況下，切莫只想到用藥壓下咳嗽而獲得一時安寧，而忽視了痰多服鎮咳藥的危害。

【特別提醒】中高齡咳嗽時應注意對症服藥，以免發生意外。

發燒後盲目退燒

專家分析 發燒病人不宜盲目退燒。發熱是許多疾病的症狀之一，其原因主要有兩大類，感染性和非感染性。感染性常見於感冒、肺炎、痢疾、膀胱炎、肺結核、傷寒、腎炎、膽囊炎等。非感染性發熱可見於中暑、燒傷、風濕熱、腫瘤、藥物反應、手術等。因此，當病人發熱時，不可不分青紅皂白，不針對病因而盲目服用退熱藥，使病人大量出汗，體液丟失，加重病情。

【特別提醒】對於發熱病人來說，迅速準確地判斷其病因，對症治療是最重要的。

發燒就用抗生素

專家分析 對待發燒，切不可亂用抗生素；應查明病因，針對性應用。在服用抗生素時，一般應連續服5～7天，才能基本控制病菌感染。有的人在服用1～2天，待發燒消退，其他症狀緩解後便停藥，如此一來病菌就可能「東山再起」。再次使用同種抗生素，他們會感到藥物越來越不靈了，殊不知病菌已對這種抗生素產生耐藥性。

【特別提醒】正確的方法是，每次感染換用1～2種抗生素，若必須久服，也應幾種抗生素交替使用。

便秘就服瀉藥

專家分析 引起大便秘結原因多而複雜，應尋因處置，不必都去服瀉藥。即使便秘很厲害，必須服用瀉藥，也應按照少服和便通即止的原則，切不可一便秘即服瀉藥，或依賴瀉藥而解便。經常使用瀉藥，會使腸蠕動失常，出現「秘—瀉—秘」的惡性循環，嚴重影響對營養素的吸收利用而危害健康。

【特別提醒】如果是年老體弱者發生便秘，應多吃蜂蜜、麻油之類的潤腸品。

口腔潰瘍者多吃西瓜

專家分析 中醫學認爲，口腔潰瘍的主要原因是陰虛內熱，虛火上擾，灼傷血肉脈絡。口腔潰瘍者若多吃西瓜，西瓜有利尿作用，會使體內所需的正常水分排出更多，這樣會加重陰液偏虛的狀態。陰虛則內熱益盛，會更加重口腔潰瘍。

【特別提醒】口腔潰瘍者多吃西瓜無益。

腎功能不全者吃西瓜

專家分析 普通人如果短時間內吃大量西瓜，會使體內水分增多，超過人體的生理容量。而腎功能不全者，其腎臟對水的調節能力大大降低，對進入體內過多的水分無法調節，無法及時排出體外，致血容量急遽增多，容易因急性心力衰竭而死亡。

【特別提醒】腎功能不全者多吃西瓜無益。

結石病人吃豆製品

專家分析 一項研究結果顯示，把大豆和豆類食品作爲主食可能加重腎結石。大豆中的草酸鹽能同腎中的鈣融合形成結石。研究人員通過對13種以豆類爲原料的食品進行檢測，發現每一種食品中草酸鹽的含量都很高，可能給有腎結石病史的人造成問題。

這些食品中的草酸鹽含量，都超過了腎結石患者的安全攝入量，即每次10毫克。有的豆製品中的草酸鹽含量，更是安全攝入量的50倍。

【特別提醒】腎結石病人不宜多吃豆製品。

腎炎病人盲目忌鹽

專家分析 有許多人認爲腎炎病人應當完全忌鹽。其實，腎炎病人是否忌鹽應根據病情來決定。因爲許多腎炎病人由於較長時間連續服用利尿藥，腎小管對鈉的重吸收功能逐漸下降，使鈉從尿中大量丟失，此時如果再一味強調嚴格限鹽，往往容易使病人發生低鈉血症及脫水症，出現面容消瘦、頭暈、倦怠乏力、皮膚彈性減退等症狀，還容易出現食欲不振、腹脹、嘔吐、噁心等消化系統症狀。

【特別提醒】輕度水腫和慢性腎功能不全、氮質血症、高血壓者，應該低鹽飲食，每天以3克為佳。水腫消退後，則應漸漸恢復正常含鹽飲食，每天不超過8克為宜。

腎炎病人吃雞蛋

專家分析 腎炎患者腎功能和新陳代謝逐漸減退，尿量減少，體內代謝產物不能全部由腎排出體外。此時如果食用雞蛋，就會增加蛋的代謝產物——尿素。尿素增多會使腎炎病情加重，甚至出現尿毒症。

【特別提醒】腎炎患者不宜吃雞蛋，也不宜食用其他蛋白質較多的食物。

胃潰瘍病人常飲牛奶

專家分析 有些胃潰瘍病人認爲牛奶有助於潰瘍的恢復，然而近年來研究表明，胃潰瘍病人常飲牛奶不利於胃潰瘍癒合。因爲牛奶中含有豐富的蛋白質和鈣質，兩者均能促進胃酸分泌，而胃酸過多分泌其實不利於潰瘍的癒合。

【特別提醒】胃潰瘍病人不宜常飲牛奶。

自行服用感冒藥

專家分析 在媒體上宣傳的絕大部分感冒藥都是解熱鎮痛藥，只能緩解感冒時產生的不適，如退熱、止痛等，但對病因（病毒）沒有治療作用，盲目使用這些感冒藥不利於康復，反而可能延誤治療，使病情惡化。

目前很多感冒藥中都含有氨基比林、安乃近、非那西丁，雖然能有效退熱止痛，使人暫時感到舒服一些，但存在不良反應。前兩者能引起粒細胞缺乏症、免疫性溶血性貧血、血小板減少性紫癜、再生障礙性貧血等，而後者爲一種腎毒性藥物。

隨意購買感冒藥和用量控制不當的事情常有發生，當患者感到療效不滿意時，會自行增加用量，從而不可避免地出現不良的反應。

此外，感冒時自行服用退熱藥也是不科學的，因爲當病毒侵襲人體後，體溫適當升高有助於人體對病毒發揮更好的免疫功能，驅除外邪。

【特別提醒】患感冒後盲目用退熱藥容易導致病情加重。

把消炎片當感冒藥用

專家分析 許多人當咽喉痛或不適時，或剛有感冒症狀時就服用消炎片。有的小孩打個噴嚏，家長就給孩子服用消炎片。其實這是原則性的錯誤。感冒的病因是病毒感染，服用消炎片不但無效，還能引發病毒變異、細菌耐藥，以及產生藥物不良反應。

【特別提醒】感冒服用消炎片有百害而無一益。

濫用速效感冒膠囊

專家分析 近幾年來，速效感冒膠囊幾乎成了家庭必備藥品，許多人咳嗽、頭痛、流涕、咽痛都服用它，甚至還常用來預防感冒，這是不對的。

速效感冒膠囊大劑量服用會引起中毒反應，甚至危及生命。速效感冒膠囊內含有人工牛黃、酸氯苯（撲爾敏）、咖啡因和對乙醯氨基酚（撲熱息痛），其中乙醯氨基酚（撲熱息痛）是一種非類固醇類解熱鎮痛藥，如果過敏體質的人服用，就容易導致粒細胞減少，或引起過敏性皮炎；若腎功能減退的病人服用，則可導致間質性腎炎，甚至會引起急性腎功能衰竭。

【特別提醒】千萬不要濫用速效感冒膠囊，一定要在醫生的指導下安全用藥。感冒後，病人應注意休息，以提高肌體的抗病力。正確的做法是，感冒初期可服用適當的抗病毒藥物，包括化學藥物與中藥。抗病毒的化學藥物有較大毒副作用，服用時應注意劑量。許多中藥如大青葉、板藍根、射干、金銀花、牛蒡子等都有抗多種病毒的療效，在感冒初期可以在專業醫生的指導下服用。注意不要因為發熱嚴重而隨意增加劑量，應找到發熱的病因。當繼發細菌感染時要及時服用抗菌藥物。因為體質較差，或因為不當用藥而繼發細菌感染時，一般在感冒數天後，需要服用抗菌藥，同時停用抗病毒藥。

喝酒祛寒治感冒

專家分析 有的人對於治感冒有著自己的方法，感冒時喝上幾杯酒，驅除寒氣就會好。其實，傷風感冒是上呼吸道炎症的反應，感冒時喝酒會加重黏膜血管擴張充血，使呼吸道分泌物增多，病情反而會進一步加重。

【特別提醒】感冒時喝酒不僅無益，反而有害。

一把藥片治感冒

專家分析 有的人患感冒後，爲儘早治癒感冒，不影響工作，吃藥時總是什麼抗生素、解熱鎮痛藥、中成藥一大把一起吃。有關專家認為，治感冒時用藥過多，極易引起藥物對肌體的毒副作用及過敏反應，從而加重肌體負擔，不利康復。

【特別提醒】要分清感冒是什麼原因造成的再吃藥。

感冒好了，就不會再被傳染了

專家分析 事實上，引起感冒的病毒有成千上百種，不同的病毒襲擊人體的免疫系統會產生不同的結果。由於人體存在抗體，所以絕大多數感冒病毒都不會對人體產生影響，但是那些缺乏對應抗體的病毒就會使人出現感冒症狀。在感冒期間，如果體內已經對某一種病毒產生了抗體，就不會再傳染上由同一種病毒引起的感冒。但是如果家人或朋友罹患感冒，是由於多種病毒的綜合作用，而其中又包含了一種你體內並不存在對應抗體的病毒，那你就極有可能在恢復的過程中再次被傳染。儘管表面症狀也許完全一樣，但引起你這次感冒的病毒已經同上一次有所不同，所以同樣的藥物在你身上產生的效果，也會出現差異。

【特別提醒】避免這種反覆傳染的方法是經常徹底地洗手。儘管許多人相信感冒是通過空氣傳染的，但事實是，和一個感冒患者對你打噴嚏比起來，和他握手更容易使你被傳染上感冒。同時你還要注意多喝水、多休息，這都是避免再次染上感冒的好方法。

感冒期間應吃滋補一些

專家分析 有人認爲在感冒期間應吃些滋補食物，以增強抵抗力，對付病毒，這是錯誤的觀念。感冒初期，患者通常會沒有胃口，甚至什麼也不想吃，這是身體自我保護的一種機制。因爲感冒時，身體爲能集中精力對付病魔，大腦便會發出不想進食的訊息，讓其他器官休息。不吃一兩餐並無大礙，無需憂慮沒有足夠營養去抵抗疾病，我們的身體自有足夠的營養儲備。

【特別提醒】感冒期間吃滋補食物無助於提高抵抗力，反之會將外邪（病毒）困於體內，加重病情。要想增強抵抗力，平日就應注意飲食才對。

腹瀉濫用抗生素

專家分析 許多人一患腹瀉，不管三七二十一，就服用複方新諾明或諾氟沙星等抗生素，其實這種做法是不對的。腹瀉並非都由感染引起，一般可分爲感染性腹瀉和非感染性腹瀉兩種。前者是因進食不潔食物引起的腹瀉，其病因是食物被大腸桿菌等致病菌污染後變質，人體攝入這些食物後發病，治療時應在醫生的指導下服用抗腸道感染的藥物，以抑制腸道細菌而達到止瀉的效果。非感染性腹瀉可由飲食不當、食物過敏、生活規律的改變、氣候突變等原因引起，此類腹瀉使用抗生素治療是無效的，而應當服用一些幫助消化藥或採用飲食療法等。

如受冷引起腹瀉，其病因是食入過多冷飲冷食、在冷氣房待過久，或在健身運動後洗冷水澡等。在治療時，如疼痛厲害時可以用些解痙藥或收斂藥。如水瀉次數較多，可以喝運動飲料，以補充電解質。若其病因是進食過多或進食不易消化物，則應節制飲食並服用含有消化酶的製劑。這種腹瀉並非腸道細菌感染所致，如果服用抗生素不僅無效，還會破壞原來腸道菌群的平衡，甚至可能繼發真菌性腸炎、偽膜性腸炎等。如患者有慢性胰腺炎、膽囊炎病史，應考慮脂肪性腹瀉，要在醫生指導下用藥。

【特別提醒】即便是感染性腹瀉（多由大腸桿菌、痢疾桿菌、綠膿桿菌及變形桿菌等引起），在選用抗生素時，也要先明確致病菌種類，再選用細菌最敏感的抗生素治療，切不可濫用抗生素。

治療腹瀉時頻繁換藥

專家分析 一些腹瀉患者治病心切，用藥1～2天後不見好轉，就急於更換其他藥品。其實，任何藥物發揮作用都需要一個過程，如果不按規定的療程用藥，當然就達不到效果。頻繁更換抗生素，易使肌體產生耐藥性，反而造成不良後果。

【特別提醒】要按規定的療程用藥，不可隨意頻繁換藥。

治療腹瀉時過早停藥

專家分析 少數腹瀉患者常依症狀服藥，即腹瀉重時多服藥，腹瀉輕時少服藥，稍有好轉就停藥。這樣做很容易造成治療不徹底而使腹瀉復發，或轉爲慢性腹瀉，給治療帶來很多困難。

【特別提醒】治療腹瀉時切勿過早停藥。

血糖恢復正常就說明糖尿病痊癒

專家分析 一些病情較輕的糖尿病患者，經過一段時間的正規治療，特別是通過適當的飲食控制，血糖降至正常，甚至不用服藥也可將血糖維持在正常範圍，就以爲自己的糖尿病已被治癒了。

目前的醫學水準還無法根治糖尿病，也就是說，人一旦罹患糖尿病，就不可能眞正治癒，哪怕臨床症狀暫時消除。包括各類中西藥、保健品及其他防治手段，都無法根治糖尿病，只能控制血糖，延緩糖尿病併發症的發生。如果已經用藥的糖尿病患者任意停用藥物治療，血糖就會很快回升，導致糖尿病症狀捲土重來，貽誤病情。多數中晚期的患者，都必須長期服藥或打針治療。早期的患者沒有服用過藥物和用過胰島素的，如果病情較輕，經專科醫生診斷指導，可通過改變生活習慣、控制飲食、加強運動，以期達到控制血糖的目的。

【特別提醒】糖尿病病人千萬不要放鬆警惕，打「持久戰」是糖尿病病人必須做好的心理準備。

尿糖正常了，血糖就控制住了

專家分析 有不少患者尿糖雖正常，但血糖卻偏高，這是由於腎糖閾值升高所致。糖尿病患者發生了糖尿病腎病，腎小管濾過率下降而回吸收增強，所以濾過減少而回吸收增高，從而使尿糖呈現出陰性結果，因此檢測尿糖比不上血糖準確。

【特別提醒】尿糖正常並不等於血糖控制理想，應以血糖是否正常作為糖尿病的評判標準。

治療糖尿病只降低血糖水準就可以了

專家分析 糖尿病是老年人常見的一種內分泌代謝性疾病，由於胰島素相對或相對不足，引起機體碳水化合物、脂肪、蛋白質代謝紊亂，以及繼發引起維生素、水、電解質代謝紊亂。糖尿病按病因可分爲原發性和繼發性兩大類。

原發性糖尿病占絕大多數，病因尚未完全清楚，它又可分爲胰島素依賴型（不穩定型或脆性）糖尿病，和非胰島素依賴型糖尿病。

繼發性糖尿病占極少數，可繼發於胰腺炎、胰切除術後、肢端肥大症、皮質醇增多症、嗜鉻細胞瘤等疾病。

糖尿病早期可無症狀，僅可見尿糖增多或空腹血糖稍高及糖耐量下降；症狀期糖尿病人臨床上可有「三多一少」症狀，即多飲、多食、多尿，而體重減少，可伴乏力、消瘦、皮膚搔癢、四肢酸痛、性機能減退、便秘等症，易併發急性感染、肺結核、動脈硬化、視網膜及腎臟微血管病變，及神經系統病變，嚴重者可發生酮症性酸中毒及昏迷，血糖在空腹時多超過120毫克％，葡萄糖耐量明顯降低。

目前對糖尿病的病因和發病糖尿病的認識還不夠深入，缺乏有效的糖尿病防治措施，因此，膳食控制和營養治療是各種類型糖尿病病人的基本治療方法，它對於糾正病人代謝紊亂、消除症狀、預防併發症發生，以及減少病死率、延長壽命等，都有非常積極的作用。

【特別提醒】為預防併發症的發生和發展，糖尿病治療絕不能只單純地降血糖。

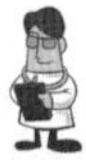

血糖降得越快越好

專家分析 凡了解高血糖危害的病人，都希望自己居高不下的血糖能迅速降到正常，能像正常人一樣飲食。許多糖尿病病人以為自己的血糖是一下子升高的。其實血糖升高是一點點變化的，只是由於人體具有一定的耐受力，在病症發展的初期往往不被覺察，當病症被覺察時，血糖已升高很長一段時間了。如果此時要讓血糖迅速恢復正常，就像一個拉著重物艱難行走的人，突然斷了繩子會摔倒一樣，人體對血糖突然降低是無法馬上適應的。

【特別提醒】在治療時一定要遵照醫囑，不要相信某些廣告的虛假宣傳，隨意添加一些療效不清、劑量不詳的保健品，使血糖下降過快。

拒絕必要的胰島素治療

專家分析 臨床上許多患者都不願意打胰島素，不光是怕打針疼痛、麻煩，更多的是怕一打胰島素就撤不下來。胰島素的應用主要是病情的需要。有些患者胰島功能破壞已比較嚴重，胰島素分泌已嚴重不足，不注射胰島素已不能控制血糖。另外，有些患者存在某些併發症，不適合口服藥物治療，這時使用胰島素治療就是必需的了。

【特別提醒】其實胰島素治療是一種很好的療法，它能有效地控制血糖，保護胰島功能，防止或延緩併發症的發生，而且副作用小，費用低。

糖尿病患者不注意控制飲食

專家分析 由於糖尿病患者體內大量的葡萄糖隨尿排出，常常感到饑餓、口渴，以至貪吃貪喝，很難自控，而治療糖尿病最基本的是飲食控制。不論單純飲食治療，或者口服降糖藥，或者應用胰島素，都必須要注意飲食控制，不能隨便進食，否則血糖就得不到很好的控制，而且還會出現併發症。

【特別提醒】糖尿病患者必須嚴格按照醫生的囑咐控制飲食，該忌口的忌口，該限量的限量，不得隨意進食。

糖尿病患者吃碳水化合物越少越好

專家分析 血糖和碳水化合物的攝入有關。糖尿病病人應當適當控制碳水化合物的攝入，以防止血糖超標。應在維持正常體重的條件下，維持正常能量的攝入，碳水化合物仍應保持占能量的60%～65%，以多糖爲好。每次應攝入富含膳食纖維的食物，如燕麥片、新鮮蔬菜等，使碳水化合物消化吸收緩慢，血糖不會升高過快，水準亦較穩定。如果單純少食碳水化合物，反而使消化吸收快，血糖很快升高，且持續時間短，容易發生低血糖，出現心悸、頭暈、出冷汗等現象。

【特別提醒】糖尿病病人進食碳水化合物不是越少越好，而是應該合理安排。

糖尿病患者不能吃水果

專家分析 水果中有豐富的維生素、礦物質、纖維素，纖維素對糖尿病患者有益處。水果除含有葡萄糖外還含有果糖，果糖代謝不需要胰島素，水果中的纖維素對降血糖還有益處。因此，糖尿病患者可以吃水果，但不能多吃，要適量，病情危重時除外。

【特別提醒】吃水果時間最好在空腹時，切忌飯後立即食用水果，而且要選擇少糖水果，如西瓜、草莓、柚子等。

糖尿病患者飲酒

專家分析 糖尿病與營養過剩有關，而飲酒會給人體增加大量的熱，容易加重病情。尤其是正在接受甲磺丁脲或注射胰島素治療的病人，飲酒產生的危害就更大。因爲甲磺丁脲等藥物能直接刺激胰島素分泌，從而大大降低血糖，而酒中的乙醇具有阻礙肝臟中糖的異生作用。如服Ｄ８６０（甲糖寧）又飲酒，血糖則可迅速降低，甚至發生低血糖。乙醇又是一種藥酶誘劑，可加快Ｄ８６０的代謝，使之半衰期顯著縮短，療效顯著下降。另外，胰島素可增強酒精的毒性。

【特別提醒】糖尿病病人應忌喝酒，在注射胰島素期間更應徹底戒酒。

糖尿病患者不注意預防感染

專家分析 一切感染性疾病對糖尿病患者都是不利的。因爲糖尿病患者抵抗力低下，遇到感染時，病情很難控制，容易造成嚴重的後果。

【特別提醒】一旦出現上呼吸道、消化道、泌尿道、皮膚等感染，就應儘早、儘快地進行治療。

以自我感覺來估計血壓的高低

專家分析 高血壓病人症狀的輕重，與血壓高低程度不一定成正比。有些病人血壓很高，卻沒有症狀；相反的，有些病人血壓僅輕度升高，症狀卻很明顯。這是因爲每個人對血壓升高的耐受性不同，加上臟器官損害程度有時候與血壓高低也不一定完全相關。因此，憑自我感覺來估計血壓的高低，往往是錯誤的，也很容易延誤治療。

【特別提醒】正確的做法是定期主動測量血壓，每週至少測量兩次。

高血壓病人擅自亂用藥物

專家分析 降壓藥有許多種，作用也不完全一樣。有些降壓藥對某一類型高血壓有效，有些降壓藥對另一類型高血壓有效。服藥類型不對路，降壓的作用就不能充分發揮。先去看醫生吧！

【特別提醒】高血壓病人的藥物治療應在醫生指導下進行，應按病情輕重和個體差異，分級治療。

降壓操之過急

專家分析 有些人一旦發現高血壓，恨不得立刻把血壓降下來，隨意加大藥物劑量，這樣很容易發生意外，短期內降壓幅度最好不超過原血壓的20％，如果血壓降得太快或過低，都會發生頭暈、乏力，嚴重的還可導致缺血性腦中風和心肌梗塞。

【特別提醒】根據病人的年齡、臟器的功能情況，將血壓降到適當的水準，特別是中高齡，不可過度降低血壓。

血壓一降，立即停藥

專家分析 有的高血壓病人在應用降血壓藥物治療一段時間後，血壓降至正常，即自行停藥，結果在不長時間後血壓又升高，還要再使用藥物降壓，這樣不僅達不到治療效果，而且由於血壓較大幅度的波動，將會使心、腦、腎發生嚴重的併發症，例如腦溢血等。

【特別提醒】正確的服藥方法是：服藥後出現血壓下降，可採用維持量，繼續服藥；或者在醫生的指導下將藥物進行調整，而不應斷然停藥。

第四章　藥物使用的健康情報

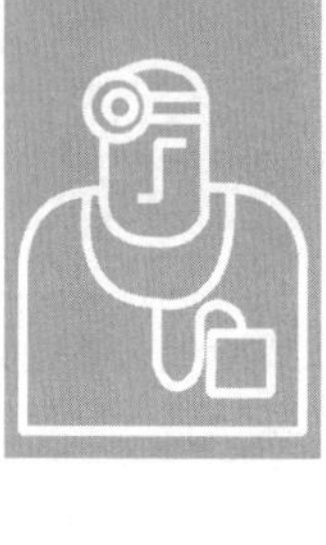

為什麼服藥要分飯前飯後

專家分析　身體不舒服，患有疾病去看醫生，吃藥是再正常不過的事。在服藥時，每一個人都希望藥物能最大限度地發揮治療作用，讓身體在最短的時間內得以康復。可是，有很多人在服用藥物的時候不分飯前飯後，以至於藥物作用大大降低，甚至引發其他腸胃疾病。

一般來說進餐前，人的胃與小腸上段基本上是沒有食物的，此時服藥，藥物吸收不受食物影響，因而吸收迅速、完全，藥效發揮快而充分。但空腹服藥，藥物與胃黏膜直接接觸，故對胃腸有刺激性的藥物，服後會出現上腹不適、疼痛、噁心、嘔吐等症狀。而餐後服藥，藥物與食物相混合，減少了藥物與胃腸黏膜的直接接觸機會，減輕了對其刺激性，但藥物的吸收往往也會受到一定程度的影響。

因此，飯前飯後服藥，各有其優缺點。至於每種藥物該飯前服還是飯後服，要根據藥物特點及治療的需要而定。對於要求其能充分吸收、迅速發揮療效作用，而且對胃腸的刺激性很小的藥物，以飯前服用較好。如有些抗酸藥和胃舒平，在飯前半小時服用可在胃中形成一層保護膜，以減少食物對胃的刺激，目前服用藥物，只要遵照醫生指示或成藥的服用說明即可。

【特別提醒】治病服藥要使得藥物最大限度地發揮其治療作用，同時又要儘量避免或減輕其對人體產生的副作用，就一定得依照醫生指示的服用時機。

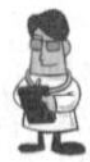

吃藥盲目忌嘴

專家分析

「忌嘴」、「忌口」是中醫中比較常見的詞語，不少中醫文獻中都有關於忌口的記載，並且在民間廣爲流傳。比如治痢疾時忌食油膩物；治療胃病忌辛辣食物；治療感冒就應以清淡飲食爲主等等。但是，一些忌口並沒有科學依據，非常盲目。

曾經有一位腫瘤病人去診所就診，說自己食欲很差，要求醫生給他開一些開胃的中藥。醫生問他每天的飲食情況，結果讓醫生大吃一驚：這位病人幾乎天天喝稀飯、吃醬菜。醫生問他爲什麼不吃些雞肉、魚、蛋等食物，病人說：「家裏人說這些都是『發物』，吃了會加重病情，不讓我吃。」

首先，我們來看看「發物」指的是什麼吧！一般來說，發物指的是無鱗魚及蝦、蟹、海參、羊肉、牛肉、香椿等一些高蛋白質和高營養的食物。而營養學家指出，「發物」可刺激肌體產生激發反應，喚醒肌體免疫力，促進生理功能的恢復和提高，認爲

「發物」會引起疾病復發或加重病情的說法是毫無根據的。

中醫理論中服藥後之所以忌口，是因爲一些食物會增強某些藥物的藥性，或降低某些藥物的功效。這與民間忌食一切「發物」截然不同。但是，現實生活中人們往往把中醫的忌口與民間忌食混同起來，這是對中醫忌口的誤解。當生病吃藥時，爲了確保身體早日康復，千萬不可盲目忌口。而將中醫忌口、民間忌口相混更是不對的。

【特別提醒】生病雖需要忌口，但盲目忌口反成災。

非處方藥混合服用

專家分析 生病應吃藥，但是有許多人想身體康復得更快，卻在同一時刻混合服用藥物，這樣不但不能使身體康復得更爲迅速，反而還會使得病情加重。不錯，藥能治病，大部分藥品在單獨使用時都是安全而且有著顯著成效的。一旦和其他治療藥物同時使用，反而可能失效，甚至產生副作用。

據美國全國消費者聯盟所做的調查，發現每年服用非處方止痛藥的五千萬美國人中，絕大多數都沒有注意到混合服用藥物會導致的潛在危機。比如：攪亂人體正常的防禦功能，易引起藥物與藥物、藥物與機體之間的相互作用，不良反應發生率明顯增高，有時會產生併發症使病情加重，有時會掩蓋病情症狀，延誤對疾病準確診斷和治療的機會。所以對可用可不用的藥物不要用，能用單一藥物就不宜多藥並用。

【特別提醒】是藥三分毒，混合服用危害大。

服藥忽視忌口

專家分析 我國古老中醫有五禁之說：「肝禁辛，腎病禁甘」等。根據辨症施治的服藥原則，寒症需服溫中的藥物，忌吃生冷食物；熱症應服清熱的藥物，忌吃辛辣食物。現代醫學已證明，不僅服中藥須忌口，吃西藥同樣也須忌口。優降寧，是常用的降壓藥物，在服用該藥期間，不宜吃酸牛奶、乾酪、蠶豆、醃魚、巧克力、香蕉等食物，因爲這些食物中含有大量使血壓升高的物質，如酪氨和多巴，而優降寧卻能阻止肌體對這些升壓物質的分解，如果服藥時吃這些食物，不但發揮不了優降寧的降壓作用，反而會出現血壓升高的危險。地高辛，是常用的治療心力衰竭的藥物，不宜同時進食豆腐，因爲在加工豆腐的過程中，要用石膏，而石膏的主要成分是硫酸鈣，鈣被人體吸收入血液中，會增加地高辛對心臟的毒性，引起嚴重的心律失常或導致病人死亡。

【特別提醒】服藥切勿忽視忌口。

用藥品種過多

專家分析 有些人有病無病長期服用藥物和保健品，有些人更是喜歡多服藥，一旦有恙，便大瓶小瓶、大包小包地取藥，一把一把地吃藥。這種做法是很不適當的。

1．**藥非良物，與毒相「通」**。藥是醫生治病的「常用武器」，但醫生並不把藥看成是只有益處沒有害處的東西。藥和毒從來就是一把劍上的兩個刃。這就是說，即使只服用一種藥，在發揮治療作用的同時，也得承擔它的不良毒副作用，何況服用多種藥了。

2．**兩藥相加，錯綜複雜**。同時服用多種藥物，會發生十分複雜的變化，輕者會降低藥物的作用，重者則會產生毒副作用。因此，隨便多服藥物是不可取的。

3．**多藥並用，危害深重**。曾有學者統計一萬多人因多種藥並用而發生不良反應的比率，發現用藥5種以下者不良反應發生率爲3.5％，6～10種者爲10％，11～15種者爲28％，16～18種者不良反應發生率竟高達58％。結果顯示，不良反應發生率隨服藥品種而增高。

【特別提醒】合理地治療疾病，並不是簡單的藥物堆砌，用藥種類絕不是越多越好，各種藥物服進腹中更不是「各司其職」、「獨立作戰」，弄不好會適得其反。因此，當罹患疾病時，還是以請醫生診治，按醫囑服藥為好。

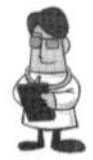

感覺好了就立即停藥

專家分析 一般情況下，治療性藥物在病情穩定以後是可以停藥的。但有些藥物是不能病好驟停的。

1．**降血壓藥**：心得安、可樂定等抗高血壓病的常用藥物，在長期服用使血壓降至正常後立即停藥，血壓可在短期內大幅度升高，甚至超過治療前的血壓水準，使患者出現頭暈、頭痛、視力模糊等高血壓危險症狀，更嚴重時可發生腦血管破裂出血。所以，應在醫生指導下提前逐漸減量。

2．**抗心律失常藥**：使用心得安、心得寧等藥治療冠心病、心絞痛時，如有效後立即停藥，可引起更爲嚴重的心絞痛發作，甚至發生心肌梗塞。心得安在病情穩定後需停藥時，應提前兩週就開始減量，以防意外。

3．**腎上腺皮質激素類藥**：強的松、地塞米松等激素類藥物在用於治療危重病人時，如突然停藥，可使病情出現「反跳」，病情會驟然加重，甚至發生意外導致死亡。

4．**糖尿病用藥**：胰島素是降血糖最有效的常用藥之一，糖尿病人使用胰島素後，如果突然中斷用藥，可使血糖驟升，甚至出現酮症酸中毒昏迷。

【特別提醒】精神病人痊癒時，醫生都會囑咐病人堅持服藥半年或更長時間。這是因為精神病有復發的傾向。據臨床觀察，精神分裂症兩年復發率高達50％，可見病人堅持服藥尤為重要。

藥物也會「毀容」

專家分析 「是藥三分毒」，不論何種藥物，在服用後都會或多或少地產生副作用。經常吃藥用藥的人，應該了解一些藥物對人體的副作用，包括對美容的副作用。專家通過研究發現，一些藥物對皮膚、頭髮、形體等，都會產生負面的影響，因此在服用時不要過量和濫用。

1. **可影響皮膚的藥物**：阿得平、硝基苯、奎寧、辛可芬、磺胺類、含氯化合物以及一些有毒的藥物如磷化氫等；還有一些中藥或食品，如蓖麻子、相思子、蠶豆等，吃後都會使人的顏面和全身皮膚發黃；此外，碘可使皮膚變黑，硝酸銀可使皮膚變成藍黑色。

2. **可影響頭髮的藥物**：氮芥、馬利蘭、更生黴素、丙亞胺、丙米腙等藥物，尤其是各種抗癌化療藥物，都會引起嚴重的脫髮；含鉈、砷、硫的化合物，也有脫髮的副作用，如果必須服用這些藥物，可輪流交替使用，以減少脫髮的發生。

3. **可影響體型的藥物**：酵母片、胰島素等，均能導致肥胖；女性如果長期使用丙酸睪丸酮、甲基睪丸素，會影響乳房發育，影響體型的曲線美；相反的，男性久用雌激素、促進腺激素、雷米封等藥物，也會引起男性乳房發育症。

【特別提醒】一些外用藥物會使皮膚產生色素沉著，尤其是含有激素的軟膏之類，

如可的松軟膏、膚輕鬆軟膏等，塗抹後會使皮膚出現雀斑、黑斑等。

中藥湯苦加糖服

專家分析 中草藥煎成湯劑，常有一股苦澀味道，使人難以下嚥，尤其是小兒吃湯藥更是費勁。不少家長採用在湯劑中加糖的方法沖淡藥味，希望孩子能順利地喝下。然而，苦味藥加糖以後，是有可能降低療效的。中成藥製作過程中也考慮到這一點，所以並不是所有沖劑都是甜味的。如果每種湯藥都加糖勢必會使藥物效力受到影響。吃苦藥加糖有以下幾點壞處——

1.**不宜加糖**：糖中含有一定量的鐵、鈣離子和其他物質，如果與湯藥同服，可能發生化學反應，使藥中的某些有效成分性質改變，出現沉澱、混濁等，這樣就可能會降低療效，有時對人體健康還有害處。

2.**中藥有其特色**：中藥講究藥性，每味藥都有辛辣、甘甜或者苦的特性，苦味藥多用於祛熱，因而其「苦」有一定的目的。例如，馬錢子是一味極苦的藥，若加糖以後服用，效果就會降低。

【特別提醒】有些藥的苦味可以刺激消化道腺體分泌出消化液，這對於充分發揮藥效是大有好處的。如果嫌藥味苦而加糖後，這種作用就不復存在，藥效也受到了影響。

飲用藥酒

專家分析 中高年齡若適當地喝些滋補類藥酒，可以以藥之功，借酒之力，起到補虛強壯、延緩衰老的作用，也可以對症治療，或預防一些疾病，或作爲輔助治療某些疾病的手段。在選擇藥酒時，應得到醫生的指導，並按規定量服用，以起到應有的作用。如果不注意飲用禁忌，或不注意飲用方法，可能會適得其反，於健康不利，甚至可能釀成大禍。患有肝炎、肝硬化、食道炎、胃炎、胃潰瘍、胰腺炎、浸潤性肺結核、心功能不全、慢性腎功能不全、高血壓者，不要服用藥酒。服藥期間要注意藥物與藥酒的配伍禁忌，最好避免在服藥期間飲用藥酒。服鎮靜安眠藥、抗癲癇藥、抗組織胺藥期間飲用藥酒，藥物對中樞神經系統抑制作用加強，可能發生患者呼吸中樞抑制、昏迷，甚至突然死亡。

【特別提醒】 除年老體弱代謝速度降低，應適當減少藥酒飲用量之外，孕婦、哺乳期婦女不可飲用藥酒，兒童在生長發育階段，各器官功能還不成熟，也不宜飲用藥酒。

中藥煎得越濃效果越好

專家分析 日常生活中，大多數人都以爲中藥煎得越濃效果越好。持這種觀點的人認爲：煎的時間長些，中藥中的有效成分可盡可能多地煎出來，溶於湯裏。其實，這樣的認識有失偏頗。實際上，煎中藥是中藥飲片中的有效成分不斷釋放、溶解的過程。當中藥飲片與藥液中的有效成分濃度平衡後，這一過程就停止了。再繼續不斷地煎，不僅不會使藥物內的有效成分持續析出溶解，反而會使藥液中的有效成分因不斷蒸發而減少，甚至使有效成分在長時間的高溫中遭到破壞，導致藥效降低。其次，過濃的藥汁又會加重苦味，給患者服藥帶來困難，服藥後會產生噁心、嘔吐等等的副作用。

【特別提醒】適當控制湯藥口服時的溫度，可以減弱中藥的苦味。人口腔內的溫度一般在36.2～37.4℃之間，此範圍內味覺神經最靈敏。如果湯藥的溫度在36℃左右時口服，則苦味就會大大減少。

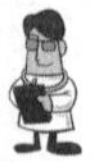

速效救心丸

專家分析 速效救心丸是治療冠心病、胸悶憋氣、心前區疼痛的有效中成藥，具有芳香開竅、理氣止痛的功效，其在服用方法上有很大講究。

使用前患者要掌握自身心絞痛發作規律，如胸悶、心前部不適、左肩膀酸沉等。當這些症狀發生後應立即含服，切勿等典型的心絞痛發作後再含服。含服速效救心丸時，最好取坐位姿勢。因爲若站立含服，頭部位置較高，常因血管擴張而致血壓降低，引起頭暈、目眩，甚至暈厥；躺著也不行，因大量血液回流到心臟而使心臟負擔加重，不易控制症狀。

【特別提醒】開始劑量要小，一般用4粒，含服時放在舌頭下面。若為了讓它更快地發揮作用，可嚼碎再含到舌下。但切不可吞服，因吞服需經胃腸吸收，起效慢且藥效大打折扣，無法達到治療作用。如用藥10分鐘後症狀仍不緩解，可再含服一次，若連服兩次都不緩解，則應考慮急性心肌梗塞的可能，須立即到最近的醫院就診。

服藥後立即睡覺

專家分析 吃藥時喝的水量少，吃完藥馬上睡覺，往往會使藥物黏在食道上來不及進入胃中。而有些藥物的腐蝕性較強，在食道溶解後，會腐蝕食道黏膜，導致食道的潰瘍，情況較輕微的只是吞咽時感到疼痛，嚴重者可能傷及血管而引起出血。

【特別提醒】正確的服藥方法應該是隨藥多喝些白開水，尤其是服用膠囊包裝的藥後更要多喝水，因為膠囊包裝的藥大多刺激性強一些。同時吃完藥不要立即睡覺，先適當地活動一會兒，讓藥物徹底下到胃裏再平臥，這樣就能避免食道黏膜遭受損傷。

中藥應用不當是「毒藥」

專家分析 許多人認爲「中成藥無毒」，其實這是一種誤解。中成藥如果應用不當，與西藥一樣也會引起中毒副作用，輕則貽誤病情，重則危及生命。

1．六神丸：六神丸有一種毒副作用，即引起過敏反應。這與用量無關，而且不論內服、外用均可能會在24小時內發生過敏反應。有的人因爲咽喉痛服用了六神丸，結果出現皮膚搔癢、煩躁不安、面色蒼白、噁心嘔吐、嗜睡昏迷，以及呼吸困難、心律不齊等症狀。此藥除孕婦禁用外，體質虛弱者也應慎用。

2.金匱腎氣丸：又稱「八味地黃丸」，如過量服用則易發生中毒反應。部分人服用後，會出現食欲缺乏、噁心、頭痛、皮疹、腹痛、腹瀉、顏面及下肢浮腫、出汗、心跳加快、血壓升高等不良的反應。

【特別提醒】「是藥三分毒」，完全無毒性的藥物很少，對中藥的毒性既不能杯弓蛇影，也不能無所顧忌，濫用濫服。為了避免用藥時出現不良反應，在用藥期間，應密切觀察用藥後的反應，一旦出現異常，要立即停藥，並迅速送醫診治。

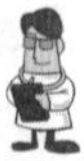

常服中藥泡茶

專家分析　由於喝茶的好處很多，人們都喜歡喝茶，這是無可非議的。近年來，把中草藥當茶飲也成爲一種時尚，有人嗓子痛，就在茶中放點膨大海，以清熱利咽；有人血壓、血脂高，常喝用決明子泡的茶；有人心臟不大好，就常喝銀杏葉茶；枸杞子有補血滋陰的作用，喝枸杞子泡茶的人就更多了。但是藥學專家提醒人們，有些乾花、中草藥當茶飲用對身體並無大礙，但藥物是用來治病的，任何中藥都有一定的毒性，千萬不可長期服用，正如《黃帝內經》所說：「久而服之，天之由也。」

運用中藥泡茶進行保健養生，必須因人、因時、因地而宜。如膨大海是純粹的中藥，但長期飲用會產生大便稀薄、胸悶等副作用，特別是中高年齡突然失音及脾虛者更應慎用。甘草有補脾益氣、清熱解毒等功效，但長期服用能引起水腫和血壓升高。決明子雖然有降血脂的作用，但同時可引起腹瀉，長期飲用對身體不利。銀杏葉含有毒成分，不可泡茶飲用，用其泡茶可引起陣發性痙攣、神經麻痹、過敏和其他副作用。

【特別提醒】不要隨意地將中草藥當補品飲用。另外，**無論劑量過大還是服用時間過長，都可能發生毒副作用。運用藥茶保健，必須講究科學，最好在醫生指導下進行。**

儲存藥品用紙盒

專家分析 隨著人們健康意識的不斷增強，人們習慣於在家中儲備藥品。但是，藥物常因光、熱、水分、空氣、溫度等外界條件影響而變質失效。

用於家庭小藥箱的選材也是有講究的，有很多家庭用空的紙盒盛裝藥品，這是不可取的，因爲紙盒會吸潮，不利於藥品的保存，所以建議大家用品質比較好、沒有異味的塑膠箱保存藥品。在存放中如發現藥片（丸）發黴、黏連、變質、變色、鬆散、有怪味，或藥水出現絮狀物、沉澱、揮發變濃等現象時，均不可以再用。

【特別提醒】散裝藥應按類分開儲存，並貼上醒目的標籤，寫明存放日期、藥物名稱、用法、用量、失效期，每年應定期對備用藥品進行檢查，及時更換。

服藥前後吃水果

專家分析 一般病人都會在服藥前仔細查看藥品說明書上的內容，但對於某些藥物，吃水果時間不當也可能影響藥效，而這在說明書上一般都不會注明。

1．一些水果尤其是青澀的水果，如未熟的柿子、蘋果、杏等，都含有一種鞣質成分，這種成分雖是天然植物成分，但卻很容易和藥物發生化學反應，導致藥物在體內聚集沉澱，溶解度變小，從而使藥效降低。

2．有些水果含有大量草酸或維生素C等，而有些藥物屬於鹼性藥物，比如許多治胃潰瘍的藥物就屬鹼性，當酸鹼度不合適時，就會起反應，降低藥物的藥效。

3．水果中一般含有鈣和鎂等金屬離子，這些成分可以和某些類別的藥物，如四環素類藥物產生絡合反應，形成難溶的複合物，阻礙藥物在體內的吸收。

4．有些水果，如葡萄柚中的成分，會降低體內藥物代謝酶的活性，藥物在體內的濃度便會升高，容易產生不良反應。目前研究發現，葡萄柚汁對免疫抑制劑環孢素、抗高血壓藥物都會有比較明顯的抑制作用。

5．人們常用的降血脂藥、抗生素、安眠藥、抗過敏藥等，均可能與水果中的物質發生相互作用，使藥物失效，或產生毒副作用。

【特別提醒】病人在服藥前半小時，最好不要吃水果。

藥片掰開服

專家分析 生活中，很多人都認爲如果藥片比較大，將藥掰碎後再服用，藥效會好一些。還有一些人以爲藥片小了利於呑咽。其實藥片掰開後變成尖的，反而不利於下嚥，還易劃傷食道，所以藥片不要掰開吃。有的藥片被分割後，在體內的崩解速度會發生改變，從而影響其在體內被吸收的速度，增加藥物的副作用或影響藥效。並且，有些藥片表面有保護層，當你掰開以後，就失去保護層的作用，直接在胃裏融化，比如四環素片、強力黴素片、硫酸亞鐵片、複方新諾明片等，這些藥物對胃黏膜有較強的刺激和腐蝕作用，不能掰碎吃。

【特別提醒】為了加速藥物發生藥效，可以用少許溫水將藥丸調成稀糊狀後，再以溫開水送服。但是，在服用藥物的時候，醫生如果沒有特別的囑咐或藥品說明書上沒有注明，就不要把藥掰碎服用。

酒後吃藥

專家分析 據統計，美國平均每年有4.7萬人因酒後服藥而引起了新的疾病；約有2500人因酒後服藥致死，其中有不少人因酒後服安眠藥而死亡。可見酒後用藥很危險，切不可掉以輕心。有很多藥品不宜酒後服用，比較常見的有——

1. **降壓藥**：如利血平、心痛定等。酒能引起血管擴張，若將這些藥與酒同服，或在服藥期間飲酒，易出現低血壓，嚴重時可危及生命。
2. **降糖藥**：飲酒，會令血糖下降，引起嚴重低血糖，同時，酒精增強了微粒體酶活性而使口服降糖藥在血中半衰期縮短，影響藥效。此外，二甲雙胍口服降糖藥與酒精在體內相遇，有引起酸中毒的危險。氯磺丙脲與酒同用可引起嚴重頭痛、噁心、嘔吐、眩暈等症狀。
3. **抗生素**：先鋒（頭孢）類藥物與酒同時服用可出現頭痛、噁心、嘔吐、眩暈症狀等。
4. **抗凝血藥**：大量飲酒對抗凝血藥如肝素、雙香豆素等均有影響，由於肝中分解藥的酶受到抑制，使這些藥在體內的半衰期延長，導致嚴重蓄積而中毒。
5. **抗憂鬱藥**：飲酒者服用丙咪嗪、阿嘧替林等三環類抗憂鬱藥時，可增強藥物的鎮靜作用，從而使行爲紊亂，易出事故。

【特別提醒】酒在人體內的代謝是有一個過程的，為了減少酒對藥物作用的影響，應在服藥前1～2天至停藥後3～4天內禁止喝酒。

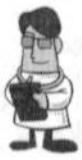

牛奶服藥

專家分析 有些人認爲，用有營養的東西送服藥物比白開水更有好處，所以服藥時喜歡用牛奶送服，覺得這樣做是一舉兩得。牛奶是一種營養豐富的食品，經常喝對人體健康十分有益。但是，牛奶中含有蛋白質、脂肪、鈣質等化學物質，會與許多藥物發生化學反應，對抗或干擾藥物的作用，從而影響藥物的吸收、分布、代謝和排泄，使藥物的療效降低，甚至失效或產生毒副作用。比如抗生素類藥物土黴素、米諾黴素、去甲金黴素、環丙沙星、諾氟沙星等抗生素類藥物，如果用牛奶服用，藥物就會與牛奶中的鈣離子形成難溶性結合物而沉澱，減少了藥物的吸收，從而降低抗菌力。再如抗貧血藥物硫酸亞鐵、碳酸亞鐵等藥物中，均含有豐富的鐵離子，易與牛奶中的鈣、鎂、磷等元素生成不溶性複合物，減少這類藥物的吸收，影響補血效果。

【特別提醒】用牛奶服藥是不科學的。不僅如此，在服藥前後的1～2小時內最好都不要喝牛奶。

降脂藥飯後吃

專家分析 不少人喜歡在飯後服用降脂藥，認爲飯後吃更有效果。其實，降脂藥應該空腹時服用。降脂常用藥屬於他汀類藥物，能夠降低總膽固醇和低密度脂蛋白膽固醇，適用於高膽固醇血症、高甘油酯血症及動脈粥樣硬化的治療。常見他汀類藥物主要有：阿伐他汀、辛伐他汀、普伐他汀、盧伐他汀和弗伐他汀等。服用上述藥物時，有的患者擔心引起胃腸不良反應，擔心空腹服藥會出現噁心、嘔吐等不適症狀，所以會選擇在吃飯時或飯後服用，覺得這樣更安全。其實，他汀類藥物副作用較輕，多數患者都能耐受。而吃飯時或飯後服用他汀類藥物，雖能防止或減輕噁心等症狀，卻會導致腹痛、腹瀉等不良反應。因爲他汀類藥物會和食物中某些成分相互作用，發生變態反應，導致胃腸功能紊亂、腸道蠕動加劇，引起腹痛、腹瀉等。此外，飲食中如果脂肪含量較高，也可能出現藥物吸收障礙，影響有效血藥濃度，而降低療效。

【特別提醒】他汀類藥物最好在空腹時服用，通常飯後3～4個小時，或飯前30分鐘至1小時左右服用的效果最好。

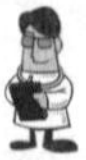

板藍根

專家分析 非典（SARS）時期盛傳板藍根能防傳染，一時間洛陽紙貴，板藍根大幅漲價不說，還供不應求。那時，幾乎家家必備板藍根。平時生活中，也有很多人喜歡在感冒流行季節或感冒後服用板藍根沖劑，覺得這是中藥，毒副作用小，經常服用可以預防和治療感冒。實際上，感冒分很多種類，板藍根只對其中的病毒性感冒起作用，其本身的毒副作用不大，但長期過量服用也會蓄積藥毒，導致中毒。據臨床反映，板藍根沖劑會產生小兒過敏反應，並對消化系統和造血系統造成損害。

【特別提醒】有藥物過敏史者千萬不要輕易服用板藍根，尤其是兒童更是不可超量服用和長期服用，否則就可能會造成嚴重的後果。

創可貼

專家分析 很多人皮膚受了傷，就用創可貼一貼了之，認爲這樣就能止血消炎了，其實不然。創可貼，習慣稱爲ＯＫ繃，顧名思義，有了創傷便可貼上，是我們日常生活中常用的一種外科用藥，具有止血、護創作用。它由一條長形的膠布，中間附以一小塊浸過藥物的紗條所構成。受結構所限，創可貼一般只能用於小塊創傷的應急治療，起到暫時止血、保護創面的作用。但應該注意，使用時間不宜過長。如果過久使用，創可貼外層的膠布不透空氣，就會使傷口和傷口周圍的皮膚發白、變軟，導致繼發感染。

【特別提醒】如果僅僅是輕微的表皮擦傷，大可不必使用創可貼，只要用碘酒或乙醇塗一下，就能達到預防感染的目的；也可以再用紫藥水薄薄地塗敷一層。兩天左右，傷口便會結痂、乾燥。如果此時使用創可貼，反而會影響傷口的正常癒合。如果皮膚損傷相對較深，而現場又無條件處理，不妨先用潔淨的水沖洗一下傷口，然後用創可貼進行簡單的包紮。但包紮時間不宜過長，最多不能超過兩天，並應及早到附近的醫院進行正規治療，以免引起繼發感染，危害健康。

濫用消炎藥

專家分析 人們通常都認爲，有了炎症就應該用消炎藥治療。其實，人類記憶體存在著一些正常的有益菌群，而藥物一旦進入人體將敵我不分地「通殺」，壓抑或殺滅人體內有益的菌群，使得菌群失調，人體抵抗力下降，甚至還會招致其他疾病。比如凍瘡是由寒冷刺激引起皮膚血液循環障礙而發生局部無菌性炎症；軟組織損傷是由於肢體扭傷、碰撞等使皮膚、肌肉、血管、淋巴、神經纖維受挫傷或發生斷裂，血液、淋巴液、組織液滲出，形成水腫、血腫的局部紅腫、疼痛等炎症反應；過敏反應也是一種無菌性炎症，並非病原微生物感染而致病的。這些都不應該使用抗菌消炎藥來進行治療。

【特別提醒】對於感染性炎症，首先應查出引起炎症的具體是哪種病原菌，然後再選用能抑制或殺滅該種病原微生物的抗菌消炎藥，這樣才能使炎症迅速消退。消炎藥不是萬靈丹，也不是一有了炎症就必須服用消炎藥。

眼藥水隨意用

專家分析 許多人使用眼藥水十分隨意，覺得不就是眼藥水嘛，什麼種類的還不都是一回事？其實，眼藥水不能隨便亂用。由於眼藥水中大多含有防腐劑，難免會損傷到眼睛中的結膜杯狀細胞。如結膜杯狀細胞受損的話，人就會患上乾眼症，眼睛發紅，乾澀或疼痛，這樣會導致越點眼藥水，眼睛越乾越疼。

眼藥水可根據其治療功效分爲許多種類，例如抗生素類、抗病毒類、激素類等，使用不當就會對人造成損害。比如，如果對激素類眼藥水使用過多，就會使人在不知不覺中患上激素性青光眼，致使視力下降，損傷到視覺和視野，而這種損傷是不可逆的。此外，抗生素類眼藥水只能用於眼睛有感染的情形，沒有感染時使用，只會使眼睛受到損害。濫用眼藥水，還可能會引起過敏，而導致支氣管哮喘、心律失常等等的疾病。

【特別提醒】眼藥水並不是絕對安全無害的，購買時一定要注意眼藥水的成分和禁忌症，不要用錯藥。使用眼藥水不宜太過頻繁。一般而言，經常使用電腦的人，每天點眼藥水3~4次比較合適。

茶水服藥

專家分析　有不少人視茶水如白開水，隨便以茶水服藥，殊不知，這樣往往會降低藥效。如多酶片、胃蛋白酶等藥物，其本身就是蛋白質，遇到茶中鞣質後會生成不溶性沉澱物而降低藥效。鹼性藥物與茶中的鞣酸起中和反應，使藥物分解破壞而失效。至於治療缺鐵性貧血的藥物，如硫酸亞鐵等更不能用茶葉送服。

【特別提醒】一般情況下，在服藥前後一小時內，均不宜飲用茶水。

只有假冒偽劣藥才會有不良的反應

專家分析　由於醫學科學發展水準的限制，許多藥品的不良反應在審批時難以完全了解。即使經過嚴格審批的藥品，在檢驗合格、用法用量正確的情況下，仍會在一部分人身上引起不良反應，包括有些原來不知道的、嚴重的不良反應。

【特別提醒】除非醫生認為確屬病情需要，否則都應儘量避免用藥。

打針比吃藥好

專家分析 在治療疾病過程中，有人認爲打針比吃藥好，一是方便，二是治療效果好，所以生病就想打針打點滴，不願意吃藥。這種認識是片面的，其主要原因是——

打點滴治病不見得比藥物快。針劑的純度比口服藥物高，但有效成分並不一定高。在製作藥物液體時爲除去雜質，有效成分也會損失，所以相對來講，注射液的有效成分比口服藥劑要少。也有人認爲口服藥的生物利用度（吸收效果）沒有注射劑高，但是現在口服藥的生物利用度，也可達到90％，而且出現了許多新型高效的營養補充劑，來完成補充營養作用，不必再依賴注射液。

【特別提醒】總之，打針注射並不一定比吃藥好，甚至還為患者增加了一些不利因素，所以不是非打針注射不可，就不要打針，以減少不良反應。當然，一些病人不能吃藥或吃藥沒有達到注射效果，還是要打針的。

用開水煎中藥

專家分析 植物性中藥材的有效成分均分配在植物細胞中，如用開水煎藥，容易使細胞中的蛋白質、澱粉凝固，從而造成植物細胞不易破裂，藥材不能充分發揮作用。規範的煎中藥方法應該是用涼水煎藥，即先把中藥用涼水浸泡一段時間後再煎。這樣隨著水溫逐步升高，細胞膨脹破裂，使蛋白質及澱粉等有效物質逐漸分解而滲入水中，這樣煎出的中藥，才能更好地發揮療效。

【特別提醒】煎中藥不要用開水煎。

服用煎焦的藥湯

專家分析 有人在煎中藥時，由於火燒得過大或是水放得太少，不小心把藥鍋內的水熬乾，藥材被燒焦，但還捨不得扔掉，加水再煎，然後服用。其實這樣做是錯誤的，因爲燒焦的藥已失去了應有的藥效，而且藥性有可能已經改變或被破壞，所以不能再服用。如治療傷風感冒的中藥荊芥、藿香、桂枝等，其主要成分爲揮發油類，煎焦後其中大部分揮發油已揮發掉，所以再煎後服用，已無藥效了。

中草藥來源於植物、動物和礦物。有些藥物生、熟作用各不相同，如生地具有清熱、涼血的功能，加工成熟地後就有滋陰補血的功效；蒲黃生用可以補血，炒成蒲黃炭可以止血；滋補性的藥被煎糊後，其性味會由甘甜變苦，不可能起到滋補作用。活血化瘀的藥物煎焦後，會變成具有止血作用的藥物。也就是說，中藥一旦煎焦，其性質就會發生改變。大部分中藥煎焦後，有效成分都會遭到破壞，效果相反，該清熱的不能清熱，該滋補的不能滋補。

【特別提醒】中藥煎焦不宜服用。

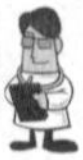

服用隔夜的藥湯

專家分析 中藥藥劑一般分兩次或三次當日服完，但有些人常留一些藥量到次日早晨服用，這種服用過夜中藥的做法並不好。

據近年對中藥藥劑有效成分溶存率的研究，發現沉澱物發生的化學反應會影響湯劑中的有效成分。中藥方劑大多數由多味中藥配製而成，湯劑也成了一個多成分的系統。在這個系統中，由於各種化學成分之間可發生各種化學反應而產生沉澱物，如鞣質與生物鹼、蛋白質，生物鹼與有機酸相遇後，都會產生沉澱反應，生成新的難溶於水的化合物，從溶液中析出。藥液放置時間一長，便爲沉澱反應創造了條件，沉澱物越多，相應的有效藥物成分就越少。如果仔細觀察一下隔夜的藥液，便可以發現上層變得更加澄清，下層爲沉澱物，那就是沉澱反應的產物。

【特別提醒】過夜的中藥湯劑不宜服用。如果早晨煎藥，就應該在傍晚前將藥液全部服用完畢。

第五章　養生保健的健康情報

營養滋補藥多多益善

專家分析

保健食品近幾年越來越流行了，人們送禮也由以前的水果、餅乾改爲保健食品。但人們這種送禮、送健康的方法眞的對麼？養生及醫學專家將一般人分爲健康人、亞健康人和病人三類。當人體處於亞健康狀態時，保健食品可以幫助滋補強身，使人體恢復到健康狀態。但是對於病人而言，保健食品是沒有任何效果的，更不能將它代替藥物服用。而對於健康人，服用保健食品更是沒有必要的，過量地補充一些營養物質不但不會讓您變得更健康，而且還有可能會將您「拉下水」。

保健食品在生產時絕大多數經過提純，但是純度高並不會提高人體對它的吸收率，只有在食品中含有的多種營養元素協調作用下，營養成分才能最好地被人體吸收，服用保健食品一般達不到這種效果。另外，一些保健食品也會使人體對其產生依賴性。

例如，一些改善睡眠的保健食品，在停止服用後睡眠品質又會大幅降低。有些保健食品還會影響人體的免疫系統和內分泌系統，使人體器官和各類組織產生「惰性」，一旦停止服用身體狀況倒反不如從前。與保健食品那昂貴的價格相比較，它給人們帶來的好處實在是微乎其微，一般人儘量不要服用。處於亞健康狀態的人群最好也要根據自身的狀況，在醫生或營養學家的建議之下選擇合適的保健食品，分數個療程服用。

【特別提醒】在選購保健食品時，最重要的是要根據自身的情況和醫生的建議。同時，也要選擇一些知名大賣場、大藥店去購買知名廠家的商品，不要隨便在地攤上撿便宜，以防買到假冒偽劣的商品，反而將身體搞壞了。

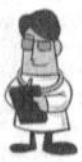

無病等於健康？

專家分析 無病（沒有症狀）就是健康，似乎已成爲人們深信不疑的信條。許多疾病的發生不一定都有症狀，以中高齡最爲常見的高血壓病爲例，約有半數的患者沒有症狀，這些無症狀高血壓患者如果得不到及時診斷和治療，就會併發中風、心肌梗塞等更危險的疾病。許多疾病的發生並非一朝一夕的事，如果平時不注意科學的飲食，不愛好體育鍛鍊，不善於調適自己的精神，以及染上吸菸、酗酒等不良行爲，就會促使心腦血管產生不同程度的硬化，而血管硬化的早期往往是無症狀的，由此可見，無病不等於健康。現代醫學研究已經證明，絕大多數的疾病都是可以預防的。應該意識到自己的不健康行爲正是造成自身疾病的原因，並迅速成爲謀殺健康的元兇。只要消除或改變不健康行爲，不僅可以避免心腦血管疾病的傷害，也有助於預防其他「無症狀」的疾病。

【特別提醒】世界衛生組織曾給健康做了界定，健康不僅僅是沒有疾病或不虛弱，還是指身體健康、精神（心理）健康，和良好的社會適應能力。從傳統的健康觀點認定的某些身無病殘，飲食、起居、工作、學習尚屬正常的人，如果存在一定的心理缺陷，如猜忌、憂鬱、悲觀、孤僻等，均屬非健康狀態。特別是某些心腦血管疾病及腫瘤、痲瘋、性病、愛滋病等潛伏期較長的疾病，在發病前無明顯症狀，對這些人，更要警惕「無病」的症狀。

蜂王漿人人皆可用

專家分析 蜂王漿是一種高級營養滋補品，營養成分十分豐富，含有蛋白質、脂肪、葡萄糖和丙氨酸、苯丙氨酸、精氨酸、組氨酸等多種氨基酸，其中有六種人體必需氨基酸；還含有鐵、銅、鉀、鈉、鎂、錳、磷、矽、鋁、鉻、鎳等元素。蜂王漿有廣泛的醫療作用，對胃及十二指腸潰瘍、高血壓、動脈硬化、神經衰弱、關節炎、更年期綜合症、記憶力減退、營養不良、支氣管哮喘等都具有一定的療效，常飲蜂王漿可以提高食欲，增加體重，消除疲勞，增強抵抗力，促進新陳代謝，加快身體康復的速度。但是，蜂王漿並非對每個人都有益處，有些人服用後反而不利於健康。經醫學驗證，以下幾種人並不宜服用蜂王漿——

1．**過敏體質者**：蜂王漿中的一些物質易使過敏體質的人產生變態反應，引起皮膚搔癢、氣喘、呼吸困難、咳嗽、打噴嚏以及嘔吐、眩暈等症狀。

2.腹瀉及腸道功能紊亂者：動物試驗表明，蜂王漿可引起腸道強烈收縮，對原有腹瀉或腸道功能紊亂的人，可使症狀加重。

【特別提醒】蜂王漿中含有葡萄糖，服後可很快被吸收，進入血液中，使血糖迅速上升。對糖尿病患者來說，極易使病情更為加重。

滋補藥與牛奶同服

專家分析 不少人，尤其是中高齡，喜歡在早晚喝牛奶時，順便服用滋補身體的藥物。但有關專家認爲，牛奶和滋補藥不宜同服，否則不僅不利於牛奶和藥物中的營養吸收，還可能對身體造成不利。因爲牛奶中的鈣、磷、鐵等，容易和藥中的有機物發生化學反應，形成難溶、穩定的化合物，使牛奶和藥物的有效成分都相應地受到破壞。如補血藥當歸，它含有兩份鐵離子，是補血的有效成分。但如與牛奶同服，鐵離子將會失去活性，補血作用也會隨之減弱。藥中的生物鹼也因容易與牛奶中的氨基酸反應而失去療效，有的甚至還會產生刺激或過敏的反應。

【特別提醒】服用滋補類藥物，如人參時千萬不要同時飲茶，因為茶水也會降低藥物的滋補功效。

小兒服用成人補品

專家分析 兒童處於生長發育時期，新陳代謝十分旺盛，必須供給大量的營養物質，才能滿足生長發育的需要。但是兒童稚芽嫩枝，氣血未充，臟腑嬌嫩，不可任意服用成人補藥。如果將成人的補藥、保健品、補品等任意給兒童吃，不但不能給小兒帶來健康，還可能適得其反，給小兒帶來有害健康的反作用。

最常見的危害是誤用補藥促進小兒性早熟。如蜂王漿、人參等，均含有類似性激素成分，兒童服用過量可出現性早熟現象，如男孩出現長鬍子、陰莖易勃起等；女孩則過早出現乳房增大、陰蒂增大等現象。

其次是違背「虛則補之」的原則，體質不虛也常服補藥、補品，致使餵養過度，營養過剩。目前，市售成人補藥、補品，是按成人需要配製的，不適宜兒童服用，用了反而會加重兒童腸胃負擔，消化功能易發生障礙，導致納呆厭食等諸多不適。

【特別提醒】當然，對身體虛弱的小兒，若有「虛」證的存在，可以適當服些補藥調理一下，如身體消瘦，面色蒼白，體質虛弱，易患感冒、支氣管炎、肺炎，以及生長發育遲緩的兒童。但應在醫生指導下服用。兒童進補宜補消兼施。補者，進補；消者，消導。因為兒童臟腑脆弱，脾胃功能不足，進補不當，可妨礙正常的腸胃功能。兒童進補時應配以消食之品，使其補而不滯、消而不傷。

虛了就補

專家分析 現代人生活越來越優渥，人們已不再只是滿足於豐衣足食，而更注重養生之道。爲適應這一需要，市場上湧現出名目繁多的中成藥補劑，令人眼花撩亂。有的人見到包裝精緻廣告辭句動聽，且價格昂貴的補藥，就毫不猶豫地購買來服用，但效果如何卻不得而知……

殊不知，中藥有寒熱溫涼的區別。溫熱屬陽，用治陽虛、氣虛（氣屬陽）；寒冷屬陰，用治實熱、血熱（血屬陰）。但溫熱藥過用可以耗陰，引起口乾舌燥，甚至鼻衄等副作用，對陰虛陽亢患者顯然有害；而寒涼藥過度使用常致陽傷，引起食減納呆，腹脹便溏等副作用，對脾陽素虛的人顯然不利。曾有人望文生義地濫用十全大補膏（此方名僅示由十味藥組成，而並非指功能上「十全」），而該方實際上多爲甘溫藥，可以補氣血、溫腎陽，唯獨不補陰，陰虛之體久服必耗陰更甚。又如，研究表明可抗衰老的六味地黃丸，也應辨證選用，因其雖可補腎陰，但內含熟地，久服也會有礙脾胃運化功能，引起食欲不振、脘腹脹滿等副作用，並不適用於脾陽不足的人。再如，能大補元氣的人參，雖然一些危重病患者服後可力挽狂瀾，緩解病情，但如陰虛之體久服人參，也可引起咽乾舌燥、鼻衄、失眠等許多副作用，故「救人」的人參，在一定條件下也可「傷人」，這並非危言聳聽。

【特別提醒】補藥雖能補益身體，但不是人人都可服用。如果身體不虛，亂服補藥會導致人體陰陽失調而產生疾病。因此，健康人不要亂服補藥。

輕信廣告來進補

專家分析 有些患者對廣告宣傳藥品盲目相信，「病急亂投醫」，時常不問青紅皂白地「以身相試」，結果呢？往往只是糟蹋了白花花的銀子，沒將身子搞壞，算你福氣！更有的人熱中於偏方、驗方、祕方，由於輕信江湖郎中而上了江湖郎中藥販的當，買了假藥。這樣做既可能對健康有害，又浪費了錢財。因此對於自己不認識或不熟悉的藥材，切不可在街頭上或菜市場內搭個順風車。

我們對任何事情都應該有辨證的看法，對補品廣告也不例外。對於一些正規媒體合法的補品廣告，我們應該把其看作是一種宣傳和介紹補品的良好途徑，這是一種獲取較迅速的補品資訊。但是我們不能完全依據廣告用語來判斷其好壞，而是要詳細閱讀一下補品的說明書，既要看到其療效和適應症，還要看到其不良反應和注意事項，最好在選用之前詢問一下醫生或藥師，這種補品是否適合自己的情況，是否與自己服用的其他藥物有不良的相互作用，具體怎樣用、用多少等等。

另外，我們還應該看到，儘管我們對補品市場和補品廣告不斷地強調著科學管理，但是不同時期、不同地區仍然存在著差距，也還有一些不法之徒仍然在發布虛假補品廣告。因此，我們必須對廣告和補品廣告有一個正確的判斷。

【特別提醒】健康投資並不等於購買昂貴的補品。補品若僅僅無益那還算幸運，若還帶來危害那可就真的是——「花錢買罪受了」。

冰箱性腹瀉

專家分析 進入夏季後，許多家庭在餐廳飽餐一頓，把剩餘的飯菜帶回家放進冰箱，也有的家庭每天只做一次飯，分成兩頓，放在冰箱裏儲存起來。然而，由這種飲食習慣所引發的腹瀉患者，也隨之增多了。

冰箱雖有低溫環境，可貯存食物，但不具有殺滅細菌的作用，只是減緩了細菌的繁殖速度。根據生長所需的溫度不同，細菌大致可分成三大類：⑴是嗜溫菌，它們可在10～45℃的環境中生長，而適宜溫度是37～38℃；⑵是嗜熱菌，可在40～70℃中生長，適宜溫度是50～55℃；⑶是嗜冷菌，可在0～20℃中生長，適宜溫度是10～15℃。家用冰箱的冷藏室溫度大多在4～10℃之間，在這樣的溫度下，雖然絕大多數微生物的生長都會變得緩慢，而對部分嗜冷菌來說，這個溫度則是適宜的。如果放到冰箱裏的食品受到這些嗜冷細菌的污染，它們就會不斷地生長、繁殖，而人們一旦吃下含有大量嗜冷菌的食品，就可能得病了。

與此同時，飯菜從冰箱中取出加熱，在逐漸升溫的過程中，也給嗜溫、嗜熱細菌創造了繁殖的良好環境。一旦吃下加熱不徹底的飯菜，就極有可能導致腹瀉。

【特別提醒】為了預防冰箱性腹瀉，最好的方法就是要儘量食用新鮮的食品，盡可能地不要在冰箱中長時間存放食物，對那些確需在冰箱裏保存較長時間的食物，最好是放在冷凍室裏保存。

維生素進補太多也無益

專家分析 最新的研究表明，維生素和礦物質的服用不當，同樣會造成許多意想不到的害處。一些減肥和健美計畫要求人們大劑量服用某些維生素和礦物質，以此來代替正常的營養攝入。這種做法會引起許多不良的後果。

最易出現問題的是大量服用脂溶性維生素Ａ、維生素Ｄ、維生素Ｅ和維生素Ｋ。這類維生素可以在人體的肝臟內儲存較長的時間，所以長期大量服用這些維生素，會把有益的營養補充變成有害的毒物。服用過多的維生素Ａ會使人出現掉頭髮、噁心、嘔吐和關節疼痛等等的症狀。同樣，服用過多的維生素Ｅ也可使血液黏稠度降低。維生素Ｋ還有一些副作用，例如能導致血液凝固。如果服用降血脂藥的人同時服用維生素Ｋ，就會產生互相抵消的作用。

【特別提醒】研究維生素和礦物質對人體影響的美國科學家表示，當一個人並沒有出現嚴重營養問題，也沒有因疾病發生營養嚴重流失時，服用一般的複合維生素即可。

但是要注意的是，服用這些維生素類藥只是一種「買保險」的心態，絕對不應成為人體的主要營養來源。

過量服用維生素C

專家分析 維生素C是維生素家族的一員，又名抗壞血酸。維生素C在人體內參與氧化還原過程及糖代謝，具有防治壞血病、減少毛細血管通透性、刺激造血、促進鐵吸收、參與解毒等功用。過去，維生素C僅用於預防壞血病，後來廣泛用於各類病人，如近年來用於防治感冒、動脈硬化、抗過敏、抗癌等。有人因此認爲，生病後就要服維生素C，將其作爲任何藥物的「搭車藥」。其實，維生素C應用雖廣，但並不是說絕對無副作用。如果過量服用，也會出現一系列不良反應。

過量服維生素C可出現下列問題：(1)維生素C爲酸性物質，大量服用後可引起尿液的pH值降低，尿中草酸鹽、尿酸鹽明顯增加，容易形成腎結石。(2)維生素C可以促進腸蠕動，大劑量服用會引起腹瀉、胃酸過多、胃液逆流等。(3)靜脈注射大劑量維生素C可引起靜脈血栓形成，使血管內溶血或凝血，重者可危及生命。注射還可引起過敏、注射局部（指肌肉注射）疼痛，或組織壞死等現象。

【特別提醒】有關研究表明，每日維生素C用量在1～4克時，即可引起各類不良反應，用量超過5克，就有發生溶血現象甚至有生命危險。孕婦大量使用維生素C，有發生流產或死產的可能。另外，長期大量服維生素C後如突然停藥，反而易患壞血病。

冬季保健多食鹹

專家分析 冬季爲腎經旺盛之時，腎主鹹，心主苦，當鹹味吃多了，就會使偏亢的腎水更亢，使心陽的力量減弱。因此，應多食些苦味的食物，以助心陽，抗禦過亢的腎水。飲食過鹹，使血漿滲透壓增大，導致血容量增多，使心臟與腎臟的負擔加重。

【特別提醒】冬季陽氣衰微，腠理閉塞，很少出汗，此時應減少食鹽的攝入量，以減輕心臟與腎臟的負擔。

強化食品

專家分析 食用強化食品要因人而異，並不是人人適宜吃強化食品的，強化食品也不宜日常食用。強化食品的種類日漸豐富，有強化維生素的、有補充礦物質的、有添加蛋白質的，等等。實際上，如確實缺乏某些營養素可以適當補充，但若不缺乏而長期食用強化食品，就會過猶不及，對身體有害無益。任何營養素在人體內都需要保持一定的含量和比例，補充過度都會出現副作用。如過量食用維生素A和維生素D，會引起毒性反應；過量補鈣，會影響鋅、鐵的吸收；體內氨基酸含量若長期不平衡，會降低人體抵抗力等。

【特別提醒】強化食品對健康的促進作用也不是立竿見影的，絕非一下子補充得越多就越好，即使要補也要循序漸進。若同時缺乏多種營養素，不要一下子全部進行強化，哪種缺乏得最嚴重，就先重點補充哪種，等這一種營養素的缺乏狀況得到改善後，再強化另外一種。同時還應注意，食用強化食品也有時間限制，若已解除某種營養素的缺乏狀況，就應該及時停用，避免產生反效果。

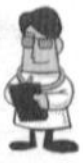

「純天然補品」

專家分析 有些人認爲，吃天然補品對身體更有好處。其實，雖然很多維生素補品、礦物質補品，和中草藥補品都被標明是「純天然補品」，但其中的各種物質卻不一定符合標準，也就不能保證一定是安全或有效的。儘管有一些初步的研究表明，維生素E在一定程度上可以預防心血管疾病，但這種研究目前仍處於初級階段，沒有人能夠說出維生素E治療心血管疾病的確切劑量。將「純天然補品」當作食品還是補品，這是完全不同的兩個概念。而打著「天然」旗號的廠家和商家，從來都不會在產品說明書上，明確標示出這些補品的副作用。作爲消費者的我們，對它們可能產生的副作用一無所知，更不知道所謂的「純天然補品」裏，到底是哪些成分對自己的身體在起作用？

【特別提醒】吃天然補品未必會更健康。

第六章　女人不得不讀

濃妝豔抹

專家分析 目前市場上出售的化妝品無論是哪種品牌，還是以化學成分居多，含汞、鉛及大量的防腐劑。不少女性把美容的希望寄託於層出不窮的化妝品上，殊不知化學品會嚴重刺激皮膚，粉狀顆粒物容易阻塞毛細孔，阻滯皮膚的呼吸功能。

【特別提醒】職業女性由於工作需要，適當的化妝是必要的，但切忌濃妝豔抹。

經痛服用止痛藥

專家分析 有不少女性每當「好朋友」來的時候，會出現精神不濟、脾氣大的現象，有的還會疼痛不已，也曾經有因經痛而昏倒的例子。然而，當疼痛來臨時，多數的女性第一個步驟不是求助於婦科醫師，反倒是去西藥房買止痛藥服用，如此捨本逐末的做法，是不正確的。如果長期服用止痛藥片，雖能暫時減輕痛楚，但是很有可能引發膀胱炎。還有，女性應當知道經痛到底是什麼原因造成的。經痛分爲原發性與繼發性，前者屬於功能性經痛，多與體質不佳、內分泌不足、精神緊張有關；而後者則與生殖器病變有關，如子宮口狹小、子宮過度傾出等。若不問原因，只爲止痛而亂服用止痛藥，很可能延誤找出眞正病因及診治的時機，實在是得不償失。

【特別提醒】那些經常有經痛現象的女性朋友，應採取下面的方法：⑴不論是哪種經痛，最好及早就醫檢查診治，以免將來影響生育。⑵如果常有經痛現象，最好不要食用冷飲，以免影響經血的順暢，反而增加經痛之感。

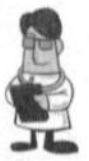

藥物沖洗陰道

專家分析

一些愛清潔的女性喜歡用藥物來沖洗陰道，認爲可以保持局部的清潔與衛生，防止外陰搔癢。事實上，這種做法是不科學、不合理的。外陰搔癢是女性常見的症狀，嚴重時影響工作和休息，發癢部位大多在陰蒂和小陰唇附近，亦可累及大陰唇、會陰或肛門附近。搔癢的程度不一，有些僅有微癢的感覺，有的卻是奇癢難忍。多數搔癢呈陣發性，也可是持久性的，一般是日重夜輕。引發外陰搔癢的原因並非只有一種情況，一般來說它的主要原因就是——不注意外陰衛生。青春期少女處於發育旺盛階段，代謝旺盛，汗腺和皮脂腺分泌也較多，容易使污垢積存；進入青春期後，卵巢功能活躍，白帶增多以及尿液、糞便的污染，引起搔癢。多汗、肥胖，穿化纖不透氣的緊身內褲，及使用不符合衛生要求的衛生棉墊等，也會引起搔癢。雖說使用藥物清洗陰道能起到一定保護局部衛生和清潔的作用，但是不要忘記：陰道本身分泌的液體有自淨功能，如果沒有外來物質的侵襲是不會遭受感染的。用藥物沖洗，反而會削弱人體的自潔功能，久而久之，肌體的免疫力也會下降，反而容易造成陰道的感染性炎症，尤其是黴菌感染等。

【特別提醒】為了防止外陰搔癢應做到下面三點：(1) 要注意局部清潔，尤其是經期衛生。內褲要寬大，選用質地柔軟的棉布製品，而且要勤洗勤換。(2) 外陰搔癢時，切忌用手抓、用衣物摩擦，禁用熱水燙。無繼發性感染時，不宜用高錳酸鉀洗滌。(3) 月經期間要忌酒及辛辣或過敏食物。

外陰搔癢用熱水燙洗

專家分析 外陰搔癢可以是外陰的局部疾病所引起，也可以是全身疾病的外陰症狀。輕者刺癢，重者搔抓破傷，甚至繼發細菌感染，造成嚴重不良後果，有的人還可能因奇癢而造成精神及心理上的壓力，很是苦惱。外陰搔癢的原因很多，多見於中年和老年婦女。常見的病因有外陰濕疹和外陰炎。有些缺乏衛生知識的婦女，因奇癢難忍而用熱水燙洗，如此不但不能解除奇癢，反而會造成燙傷，還有的亂塗外用藥，這是極其危險的。預防和治療外陰搔癢，要去除原先疾病，注意外陰部的清潔衛生，避免局部用刺激性藥物，避免用手抓，這些都是防治外陰搔癢症的重要方法。此外，還要保持情緒穩定，飲食中要避免辛辣刺激性的食物，不吸菸，不飲酒，也可口服維生素A、維生素E、維生素C、維生素B_2和葉酸等，以保持皮膚的正常功能。

【特別提醒】要保持外陰的清潔與乾燥，小便後要擦乾，大便後要洗乾淨，而且要養成每晚睡前用清水清洗外陰的習慣。

經期腰酸用手捶打

專家分析 有些婦女在月經來潮前後，感到腰酸背痛，於是就捶打腰背，以爲這樣就可以減輕腰背酸痛，其實這是不對的。在月經期間，由於盆腔充血，會使人感到輕微的不適，比如腰酸、小腿肚或下部發脹、乳房脹痛、大小便次數增多、腹瀉、便秘等，還有些婦女則伴有容易疲倦、嗜睡、面部浮腫、情緒不穩定等全身症狀。這些都是月經期的正常生理現象，一般無需治療。但是，如果人爲地用力捶打，可使盆腔進一步充血，血流加快，致使經量增多，引起月經過多或經期過長。另一方面，婦女在月經期，全身和局部的抵抗力降低，子宮內膜剝脫形成創面，宮頸口鬆弛，如果經常受到捶打的刺激，既不利創面修復，也容易受感染而患急、慢性婦科病，不利於身心健康。

【特別提醒】經期應注意：(1) 切忌煩惱、生氣，更不要憂愁、悲傷和急躁，應心情舒暢，精神飽滿。(2) 切忌參加重體力勞動，也不要參加劇烈的體育運動。(3) 不要下河涉水、游泳、淋雨或吹風等，更不可用冷水洗腳。(4) 切忌吃生冷和辛辣的食物。

戴胸罩因人而異

專家分析 未婚女子戴胸罩可以防止乳房在活動時顛顫而使韌帶鬆弛，造成乳腺和乳腺管變得細長，乳房下垂等。已婚婦女戴胸罩，可將鬆軟下垂的乳房托起，減輕乳房負荷，使乳房挺直，保持女性特點與曲線美。但是，下列女性卻不宜戴胸罩，這些人戴胸罩非但不會保證自身健康，還會招致一些危害。(1)乳房尚未發育成熟，正處在發育旺盛時期的少女。她們如果戴胸罩，會束縛乳房生長發育，影響健康與形體美觀。(2)孕婦。因懷孕期生成乳汁以做哺乳準備，因而乳房逐漸膨脹，倘若戴胸罩，就會造成分泌障礙與乳頭內陷，還容易使乳房內組織發生各種病理性變化。(3)哺乳期的婦女。處在哺乳階段的女性，乳房腫大飽滿，若是戴胸罩，會使乳房受壓，乳汁外溢，泌乳滯緩，乳腺管閉塞，乳房萎縮，甚至會引起乳腺炎、乳腺纖維瘤、乳腺癌等，不僅危害自身健康，還會影響給嬰幼兒哺乳，致使嬰幼兒營養缺乏，發育不良。(4)患有某些病症如胸廓異常、胸部皮膚病、心肺疾病、乳房病變等的女性。

【特別提醒】用軟尺測量乳房上底部經乳頭到乳房下底部的距離，如果大於16釐米就可以戴胸罩了，但是，過早配戴罩胸，有可能會影響乳腺正常發育。

早婚女性口服避孕藥

專家分析 有些女性結婚較早，或結婚後由於某些原因暫時不想生小孩，多採用避孕措施。常見的避孕措施有口服避孕藥，使用保險套，或者使用宮內避孕器。但在服用避孕藥後，很多女性會有類早孕反應，如出現噁心、嘔吐、食欲減退等現象，影響正常進食，嘔吐嚴重者還會脫水。另外，長期服用避孕藥，個別人還有月經週期外的子宮出血，以致鐵缺乏。許多研究資料也表明，口服避孕藥對肌體的物質代謝和營養吸收，都會產生負面影響，並會改變身體對維生素和礦物質的需求量。如果連續服用避孕藥三四個月，還可引起各種維生素吸收代謝障礙，結果使人的皮膚乾燥，容顏蒼老，尤其面部易有色素沉著，出現黃褐斑。避孕藥雖然可爲夫妻雙方在過性生活時解除後顧之憂，充分享受性生活的歡愉，但也會給女性帶來了生理上的煩惱。

【特別提醒】早婚女性應針對具體情況額外補充維生素和鈣、鋅、鉀等無機鹽，補充鐵與蛋白質以補充失血。在口服避孕藥的同時，要適當注意飲食營養。在日常飲食中，要注意多吃含維生素C、維生素B_2、維生素B_6豐富的食物，以及各種新鮮的蔬菜、水果等等。

婦女不宜在排卵期做X光檢查

專家分析 X光是一種波長很短的電磁波，可以穿透人體組織，使人體體液和組織細胞產生生理和生物化學改變，引起不同程度的損傷。醫學上用的X光對人體每次照射量都比較小，但人體的生殖細胞很容易受到損傷。育齡婦女在月經前正處於排卵階段，同時還可能是懷孕初期，如果此時做X光檢查，很可能會使卵細胞或受精卵受到損傷，甚至導致死亡。因此，女性最好不要在排卵期去做X光檢查。

【特別提醒】育齡婦女在做X光檢查時，一定要在月經後的十天內進行，而不是在排卵期，如果孕婦病情需要做X光檢查時，也最好等到懷孕八週之後再進行。

婦女穿緊身衣褲

專家分析 穿緊身衣褲會造成機體不同程度的傷害。

1．**脖緊**：衣領太緊會壓迫頸部食道、喉頭、氣管、頸動脈、頸靜脈、淋巴管。這些管道受壓，都會發生不同程度的變形和損傷，影響與其相聯繫的組織器官的功能，並出現吞咽困難、聲音嘶啞、呼吸不暢、肺部缺氧、二氧化碳積累、血液循環障礙等症狀。

2．**胸緊**：緊身上衣會使胸廓活動受限，呼吸減弱，對肺組織有一定的影響。女性乳房膨隆，如穿緊身上衣，可造成乳房受壓，導致乳腺縮小、輸乳管變短甚至閉塞，使乳房萎縮變形，乳頭內陷。

3．**腰緊**：穿束腰褲，會束縛腹部與腰部，易導致腹脹腹痛、消化不良、排便緩慢、便秘、痔瘡、輕度腸梗阻、腰椎扭傷、腰肌酸痛等，甚至還可引起子宮移位（後傾或左右傾）、月經失調、卵巢變異、生育障礙等病症。

4．**臀緊**：穿緊身褲，容易在活動時造成臀部、外陰部摩擦與影響散濕散熱，致使局部損傷和污染，容易引起癤、癰、皮炎、濕疹、外陰搔癢、肛門腫痛等，還能導致陰道炎、白帶增多、子宮內膜炎、輸卵管炎、陰唇紅腫、尿道炎、膀胱炎、腎炎等。

【特別提醒】穿緊身衣褲，對身體健康有百害而無一利，為了不失體姿秀雅美觀又不損身體健康，在選購、穿著衣褲時，一定要以穿著不鬆不緊，舒適柔軟為準則，這樣才對健美有利。

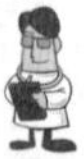

婦女吸菸

專家分析 婦女吸菸會帶來以下「五大」特殊危害——

1．**導致月經失調**：香菸中的尼古丁能降低性激素的分泌量，出現月經失調，而且吸菸的婦女比不吸菸婦女提前三年絕經，更年期綜合症也會提前幾年就出現。

2·**導致不孕症**：美國婦產科雜誌報導，菸草中毒能使卵子與精子結合的機會減少三分之一。吸菸婦女比不吸菸婦女患不孕症的可能性高出2.7倍。

3·**導致子宮外孕**：法國全國保健和醫學研究所研究結果表明，造成婦女子宮外孕的首要原因是性病，第二位的原因就是菸草中毒。據統計，每五例子宮外孕就有一例是菸草中毒造成的。

4·**導致流產**：婦女孕期吸菸發生流產的可能性比不吸菸的婦女高十倍；孕期菸草中毒還會導致胎兒在子宮內生長緩慢，胎兒出生時平均體重減少，胎兒出生前後的死亡率也偏高。

5·**導致孩子眼睛斜視**：據報導，孕婦是一位吸菸者，她生下的孩子眼睛斜視的可能性，會比不吸菸孕婦的孩子大。因爲母親在懷孕期間，菸草裏的尼古丁和焦油對胎兒正在發育中的神經系統，有一種直接的毒化作用。

6·**容易引起骨質疏鬆症**：尤其是在婦女更年期後，更有可能導致骨質疏鬆症。

【特別提醒】婦女吸菸不僅危害自身健康而且殃及後代。因此，奉勸每一位女士最好不要染上吸菸陋習，已經有吸菸習慣的，最好早日戒除。

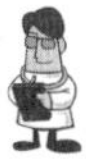

女性騎硬座自行車

專家分析 有關醫療部門在爲育齡婦女體檢時，發現不少婦女外陰部皮下組織增生、發硬、腫大，並有不同程度的疼痛感，有的還發生排尿不暢、排尿疼痛、尿道梗阻、尿道炎等現象。經過了解，發現這些患者大都是長期騎自行車的，故稱爲「自行車病」。這種婦女「自行車病」，是由於婦女長期騎自行車，車座較硬，車座前端偏高，體重的壓力通過車座前端反作用於會陰部，使會陰部長期受壓、摩擦，同時刺激尿道上段等處，導致外陰部皮下組織慢性增生、肥厚、發硬、腫大，並形成彌漫性紅腫、發炎、充血等。爲了防止「自行車病」，長期騎車的婦女，應將自行車座前端略低於後端，以緩衝對會陰部的壓力，車座可用海綿或其他軟物墊，以使會陰部無緊迫感爲宜。

【特別提醒】一旦發生「自行車病」，應立即暫時停止騎自行車，改用步行或搭乘其他交通工具。對於外陰紅腫者，可採用熱敷方法，病情較重者，如局部併發炎症，應及時上醫院接受治療。

經期喝綠茶

專家分析 綠茶對人體健康起著非常重要的作用，不過，再好的食物也存在一定的飲食禁忌。對於月經期的女性來說，喝綠茶不僅不利於健康，還可能給身體帶來一定的痲煩。

經期女性面臨著大量的血液流失，與此同時，人體合成血紅蛋白的重要元素——鐵，也隨著血液一起流失掉了。據研究，除了人體正常的鐵流失外，女性每次月經期還要額外損失18～21毫克的鐵。因此，我們常提倡女性在此時多補充些含鐵質豐富的食物，如黑木耳、豬肝等，以免造成缺鐵性貧血。

如果月經期間飲用綠茶，這些努力就會前功盡棄。因爲綠茶中含有高達50％的鞣酸，在腸道中很容易和食物中的鐵質或補血藥中的鐵結合，產生沉澱的現象。它會妨礙我們的腸黏膜對鐵質的吸收，大大減低鐵質的吸收程度。綠茶越濃，對鐵吸收的阻礙作用就越大，特別是餐後飲茶更爲明顯。女性月經期間，由於神經內分泌調節功能的改變，常常感到不同程度的精神緊張、頭痛、乳房脹痛等反應。茶中的咖啡鹼、可可茶鹼等物質，卻具有使人興奮的作用，會更加重經痛、頭痛、腰酸等經期反應，簡直無異是雪上加霜。

【特別提醒】對於習慣喝茶的女性，如果因月經期突然停止飲茶而不適應，可以嘗試用茶水漱口，如此既可滿足茶癮，也可起到使口腔清爽舒適、消除口臭、保護牙齒的作用。

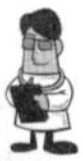

陰道搔癢私自用藥

專家分析 隨著醫療知識日漸普及，如今不少女性遇到婦科問題，不願意上醫院，而是喜歡自己做診斷，甚至還自己開處方、買藥物。而且隨著廣告的增多，她們對「症」下藥也容易了許多。這其中，尤以陰道搔癢的自我診治最普遍。然而，患者對自身陰道問題背後的眞正發病原因並不了解，倘若盲目地自行用藥，雖然遏制住了陰道局部的症狀，但全身其他部分的病情仍是難以診斷。單憑一兩個症狀就自己下藥方，很可能把小問題變大，結果導致貽誤了病情。

【特別提醒】如果你出現了陰道搔癢、白帶異常等症狀，不要自己私下用藥，一定要到醫院做分泌物檢查。如果自行用藥後兩三天內，無明顯緩解，甚至伴有發燒和盆腔疼痛，必須儘快送醫。

戴胸罩入睡

專家分析 胸罩對乳房是起保護作用的，但戴胸罩入睡則會招致疾病，特別是誘發乳腺癌。據有關專家研究發現，每天戴胸罩超過17小時的女性患乳腺癌的危險，比短時間戴胸罩或不戴胸罩者高20倍以上。這是因爲乳房長時間受壓，淋巴液回流受阻，有害物滯留乳房的結果。

【特別提醒】女性一定要脫掉胸罩入睡。

佩帶飾物入睡

專家分析 一些女性在睡覺時沒有摘卸飾物的習慣，這是很危險的。其一，一些飾物是金屬的，長期磨損皮膚，不知不覺中就會被人體吸收以至於蓄積中毒（如鉛中毒等）；其二，一些有夜光作用的飾物會產生鐳輻射，量雖微弱但長時間的積累可導致不良後果；其三，佩帶飾物睡覺會阻礙肌體的循環，不利於新陳代謝，這也是佩帶飾品的局部皮膚較容易老化的原因。

【特別提醒】女性一定要摘下飾物入睡。

衛生棉

專家分析 由於每個人身體素質不同，對衛生棉的感受也會有所區別，如有的人覺得網面乾爽，有的人則會對有香味的衛生棉產生過敏等。所以要根據自己使用的實際感受，來挑選最適合自己的種類。

在使用衛生棉時，應做到及時更換，尤其在經血排量較多的情況下，若不及時更換，大量的經血即可成爲微生物的培養基，微生物會迅速、大量繁殖。實驗表明，普通衛生棉連續使用2小時後，表層細菌總數可達每平方釐米107個，所以，衛生棉一般應2～4小時更換一次，即使在經量很少的情況下，也要堅持更換。衛生棉直接接觸女性外陰皮膚，而經期又是女性抵抗力較低的時期，稍不注意，極易產生感染或導致婦科疾病，所以使用前應將手洗乾淨，以免帶菌的雙手污染衛生棉。另外，經期洗浴以淋浴爲主，儘量不要盆浴。也要減少到公共場合洗浴的次數。

【特別提醒】衛生棉不要長期存放在洗手間裏。一般衛生棉為不織布製作，為纖維

材料，受潮後材料變質，細菌易侵入繁殖，而多數洗手間終日不見陽光，又多潮濕，很容易繁衍黴菌，污染衛生棉。

女性第一次懷孕做人工流產

專家分析 如今，很多年輕夫妻的生育觀念已有改變，不希望過早要孩子，總想趁年輕多學習一些技能，多做一些事。可是，一旦避孕失敗，妻子懷孕後一定要慎重考慮，千萬不要輕易下這樣的決定：人工流產。人工流產只是一種迫不得已的選擇，第一胎懷孕時最好不做，否則有一天想要孩子時也許就難以如願了。臨床上習慣性流產和繼發性不育的婦女中，近50%的人第一胎懷孕時做過人工流產。出現這種現象並不奇怪，因爲女人的子宮是生育器官，它好像是一台電腦，有其固定的生育「軟體程式」：接受受精卵，在這裏發育成長，直到10個月後，瓜熟蒂落分娩。

若在懷孕1～3個月內人爲地終止妊娠，就打亂了子宮原有的程式，待以後再孕時，只要接近前一次人流的時間，子宮就容易自動「終止程式」，停止對胎兒的培育，從而形成流產。當然，這還與人的體質條件、生活環境、兩次懷孕的間隔時間等有關係，並不是第一胎人流都會引起不孕。一旦子宮的「軟體程式」被打亂，一直未能再懷孕，最好的辦法是耐心等待，讓子宮「程式」恢復正常後再說，時間一般需要兩年。

因某些特殊原因不得不進行流產時，也應選擇適當的手術方法與技術，因爲它們帶來的後果不盡相同，術中應盡可能避免輸卵管損傷、子宮頸口黏連等不良反應，以免引起繼發性不孕。

【特別提醒】不想短期內生育的新婚夫婦，要採取有效的避孕措施，儘量避免計畫外生育，不做第一胎人工流產，這對健康和以後生育都有利。

女性生育年齡超過30歲

專家分析 女性最佳生育年齡一般不宜超過30歲，最晚不超過35歲。年齡超過35歲的高齡孕婦的卵細胞減數分裂，或受精卵早期有絲分裂時交叉頻率降低，容易出現染色體不分離現象，卵子易發生畸變，胎兒先天性畸形或癡呆的發病率明顯增加。此外，高齡產婦妊娠成功率下降，與25～29歲的年輕孕婦相比，自然流產率增加了3倍。而且婦女在35歲以後，骨盆和會陰的彈性都有所減弱，妊娠期併發症和難產率會相應提高。

【特別提醒】24～29歲是生育的最佳時期。有些女性想先把精力集中在事業上，等經濟上有安全感以後才做母親。但到了三十幾歲之後，當工作進入較佳狀態，事業有了起色，生活穩定下來，此時有條件要孩子了，卻又到了生育上所謂的「高齡產婦」。這對後代的健康和素質造成極大的不利影響。因此，應儘量抓住生育的最佳時機，不要過晚生育較好。

人工流產後立即過性生活

專家分析 人工流產兩週後，儘管惡露已基本排盡了，但是婦產科醫生還會警告說：必須再等一個月後，性生活才能夠恢復。人工流產會造成女性生理和心理上嚴重的創傷，對於女性心理狀態和體力也都有很大的影響，需要一個較長的時間加以恢復。

其實，子宮、卵巢、陰道等性器官更需要充分的時間來修復和調整。因爲人工流產通常使用刮宮和吸宮的方法，將胚胎組織與子宮分離，所以，必定會造成女性子宮內膜一定的損傷。

在人工流產後，如果過早地進行性生活，會有很大的危害。它會使得尚未恢復的陰道雪上加霜，延長其恢復期。此外，也很容易將細菌直接帶給生殖器官，從而引起子宮內膜炎或輸卵管炎，輕者或治療及時，還可完全恢復，但重者卻會因此使子宮內膜遭到破壞或輸卵管閉塞而導致不孕症，甚至在急性炎症期將細菌從創面侵入血液中，擴散爲敗血症而危及生命。

【特別提醒】人工流產後要注意清潔衛生，預防感染。術後必須注意外陰衛生，術後兩週或出血尚未乾淨前禁止盆浴，術後一個月內禁止性生活，以免發生感染。而且還要注意必須採取有效的避孕措施。

陰部清潔用「生水」

專家分析 女性一般都有清洗會陰的習慣，但不僅不能用熱水洗，更不能用「生水」清洗，否則就很可能會導致尖銳濕疣等疾病。「生水」指的是未煮沸的冷水，裏邊有無數致病菌，還包括很多性病病原體，比如能引起尖銳濕疣的人類乳突病毒。即使經過過濾、消毒的自來水，也很難將這種病毒消滅。如果用這樣的「生水」洗會陰，水中的病毒就可能黏附在外陰、大小陰唇部位，甚至進入陰道破損處，並在那裏生長繁殖並致病。臨床分析表明，許多尖銳濕疣病人都有一個共同點，即用「生水」清洗會陰。

清水是不能有效洗淨陰部的。隨著環境的日益惡劣，水質也越來越差，水裏不僅有油性分泌物，還有細菌、病菌、微生物等。尤其是生水或者沒有燒開的生水，裏面都可能含有很多病菌。

【特別提醒】女性最好不要用「生水」清洗外陰。最好先將水燒開，放涼至水溫適宜後再使用。此外，清洗外陰部時，要從前往後清洗，先洗外陰再洗肛門，避免肛門處水返流陰部，造成人為的污染。

衛生護墊

專家分析 衛生護墊很受女性的青睞，有些人甚至天天使用，從不間斷。衛生護墊本應於健康有益，但也會引起疾病。健康女性的陰道具有自淨功能，而長期使用衛生護墊，會使局部濕度和溫度都大大增加，尤其是在潮熱的氣候中更加明顯。這樣不僅給細菌和眞菌的生長，創造了適宜的條件，而且破壞了陰道的酸鹼度，降低了局部的保護屏障作用，會造成陰道炎。加之衛生護墊的摩擦也容易引起局部皮膚或毛囊的損傷，發生外陰毛囊炎等疾病。

【特別提醒】衛生護墊不宜長期使用，認為使用護墊就不必天天清洗陰部，更是相當錯誤的「自以為是」。

緊急避孕藥可長期服用

專家分析 不少女性，尤其是未婚女性，在發生性行爲前沒有採取足夠的保護措施，就把緊急避孕藥（事後避孕丸）當作避孕的法寶，一個月內反覆多次服用，甚至將其當作一般避孕藥長期服用。實際上，緊急避孕藥是不能隨便亂吃的，更不能經常用以避孕，只可作爲緊急用途，一般一個月只能服用一次。緊急避孕藥是孕激素類藥物，所含有的雌激素水準很高，一次緊急避孕的藥量相當於8天常規短效口服避孕藥的藥量。如果超量並頻繁服用，就容易產生腸胃不適、月經週期紊亂、卵巢抑制等現象，破壞正常的月經週期，導致內分泌紊亂，嚴重的還會導致閉經。

【特別提醒】使用緊急避孕藥只能是在常規避孕方法失敗的情況下，採取的一種緊

急補救措施，而非常規措施，不能經常服用。

藥物流產

專家分析 藥物流產方法比較簡單，所以一些不願意去醫院做人流的女性，常會選擇這種流產方法。但是，藥物流產也有許多副作用，甚至會發生異常情況。如果私自買藥墮胎，就有可能會發生不全流產或流產失敗，給身體帶來極大的危害。能及時去醫院治療，危害還可能小一些，若是耽誤了時機，特別是大出血不止又失去輸血的機會，甚至會性命難保。一般來說，流產藥物都有一定的副作用，反應嚴重的孕婦如不及時處理，也可能危及生命。藥物流產有很強的適應症，不適合藥物流產的人，自己買藥墮胎是非常危險的。

【特別提醒】藥物流產必須到正規醫療保健機構，在專門婦產科醫生指導下進行。在醫院婦產科進行全身體檢和婦科檢查、妊娠試驗，對陰道清潔度、滴蟲和黴菌、血常規和血型進行實驗室化驗檢查，醫生認為必要時就應該要做超音波檢查，千萬不能自己亂吃成藥。

忽視常規婦科檢查

專家分析 婦科檢查的作用是對一些婦科疾病做早期預防和早期治療。許多婦科病是沒有早期症狀的，而很多婦女去醫院看病時，往往都是已經感覺很不舒服了，結果常常因此而失去了最佳的治療時機。據報導，在國外，女性都很重視做婦科檢查，不論是否覺得不舒服，都會自覺、定時地去做檢查；而在國內，多數女性根本沒有這種自我保護的意識。

其實婦科檢查很簡單。首先醫生要看外陰有無腫瘤、炎症之類；其次是陰道檢查，看看有無畸形、炎症、白帶異常；宮頸檢查要看一看有沒有宮頸炎症、宮頸糜爛等；爲了防止腫瘤，還要做個宮頸抹片檢查，也就是子宮抹片檢查。通過這些方法，幾乎90％都能查出問題。此外，婦科檢查還包括觸摸檢查子宮的大小、形態，以及子宮的位置是否正常；有些情況醫生則會建議進一步做超音波來查一查宮腔。這一系列的檢查都是常規檢查，沒有什麼痛苦，也不會對女性身體造成任何傷害。

【特別提醒】女性35歲以後腫瘤發病率逐漸增高，因此35歲以上的女性應一年檢查一次。但這並不是說年輕女性就可以掉以輕心，因為有不少疾病的發病年齡正在逐漸年輕化。對於未婚女性，由於涉及處女膜的緣故，婦科檢查時一般並不做陰道檢查。

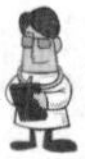

經期拔牙

專家分析 月經是女性特有的生理變化，這種變化除維持女性特徵和生育功能外，還常會影響到人體血液的出血和凝血機制。據研究，月經期血小板會有較大變化，在月經的第一天常常降低，直到第三四天方能回升到原來的數量。另外，月經期間，人體子宮內膜可釋放出較多的組織啓動物質，能將血液中的纖維蛋白溶酶原，啓動爲具有抗凝血作用的纖維蛋白溶酶，使人體的出血傾向更爲加大。

【特別提醒】在月經期手術或拔牙都有可能會造成出血量增多。

經期唱歌

專家分析 經期性腺激素分泌會發生變化，聲帶分泌物增多或充血、水腫，致使嗓音發生變化，聲音變得悶瘖、發乾或沙啞，甚至出現破裂聲，音調可變低、變小，起聲困難，說話容易疲勞。如果此時放聲高歌，往往會造成聲帶過度疲勞、黏膜下出血等惡果，嚴重者可失音，說不出話來。

【特別提醒】女性在經期應避免縱聲高歌，發音時間也不宜過長，以保護好自己的發聲器官。

第七章　女性美容中的健康情報

點痣

專家分析 人的膚體表面會長痣，痣有幾種，而最爲常見的爲色素痣，顏色有淡黃、淡褐、深褐和黑色，褐色占大多數。一般說來是無害的，不影響身體健康，也沒有什麼不適的感覺。

有的痣長在臉上恰當處，被譽爲「美人痣」，但多數情況長的位置不那麼理想。爲此，有人爲了面容美觀，輕信馬路上賣藥人的宣傳，用藥水點痣。結果，有的痣雖然被腐蝕掉，卻留下了比原痣更大、更難看的疤痕，還有的被藥水刺激形成潰瘍。因爲點痣的藥水，都是用化學藥品配置，如強酸和強鹼一類，對人體皮膚有腐蝕和刺激作用。當痣內細胞受到腐蝕性藥物強烈刺激後，可加速其組織病理的改變，逐漸轉化爲惡性病變的機會相對增高，有可能轉化演變爲皮膚癌。而且，痣是點不掉的，它的根系札得很深。如果痣確實影響美觀，需要除掉，也應到醫院皮膚科去診療，經過醫生詳細檢查後通過手術把它去掉比較好。

【特別提醒】如果發現長期存在的黑痣，在短時間內突然迅速增長，顏色變深，表面結痂，甚至有出血、潰爛、紅暈等炎症表現，是黑痣發生惡變的重要標誌，需要立即接受手術切除。

借藥豐乳

專家分析 一些愛美心切的妙齡少女和少婦，常常爲自己的乳房偏小、不豐滿、不高聳而煩惱，總是想方設法彌補這一「先天不足」。於是，「借藥豐乳」也應運而生。所謂豐乳之「藥」，實際上是雌激素如乙烯雌酚等。而濫用雌激素，則潛藏著許多隱患，有時還會釀成嚴重後果，甚至危及生命。特別是患有乳腺增生者，單純地補充雌激素、孕激素等性激素，甚至注射含激素的所謂豐乳液則非常容易誘發乳腺病、子宮肌瘤等症，甚至導致癌症的發生。

在一般情況下，凡是月經正常的婦女，體內並不缺乏雌激素，所以不需額外地補充雌激素，如果爲了豐乳而人爲地大量使用雌激素，即會抑制自身體內雌激素的分泌，結果弄巧成拙，反而抑制了乳房的發育。常用乙烯雌酚會引起：子宮內膜因過度增生而出血，導致月經量增多；損害肝、腎臟；誘發哮喘；促使膽汁中膽固醇飽和、沉澱形成膽結石；誘發乳腺癌、子宮內膜癌、胰腺炎等疾病，如果懷孕期間服用，可造成胎兒畸形，如發生男性女性化，出現尿道下裂、附睾、睾丸和精子異常，甚至引起腦積水、腦脊膜膨出等。

目前，市場上有不少所謂的健美豐乳霜、豐乳膏，經有關部門測定，大多含有雌激素特別是乙烯雌酚，將它塗抹在乳房上，確實能使乳房有所增大，但效果並不持久，停藥後乳房恢復原樣，尤其是它還會引起色素沉著、黑斑、月經失調等不良反應。

【特別提醒】女性在選擇豐乳的最佳方式時，要理智對待，不要偏聽偏信商家的誇大其詞，應多採用運動和物理方式，保持良好的挺胸抬頭姿式，多做擴胸運動，使胸部肌肉發達，或使用紅外線乳墊，促進胸部纖維再生。同時還要適當地增加營養；注意調整睡眠姿勢，以免一側乳房經常被自身體重壓迫，造成兩側乳房不對稱；選用透氣性好、質地柔軟的胸罩。經常進行乳房按摩，不僅可以有效地促進乳房的血液循環，而且可以糾正乳房的大小不均。

整形手術隨心所欲做

專家分析 美容整形手術與一般醫療手術不同。醫療手術是治病救人，審美不是主要的，而美容手術則是錦上添花，要達到使人美麗的目的。而這種造美術，只能在自身的身體基礎上進行，不能憑空臆造。另外，手術是有一定風險的，一旦手術出了問題，或者消毒不徹底出現了感染，都會出現不可預料的不良後果。

【特別提醒】整形專家指出，有以下情況之一者，不適合接受整形手術：(1) 求治的動機模糊，對手術要求不明確；(2) 要求過高，希望百分之百地改善及徹底根治，永不復發的；(3) 過分看重整形手術的功效，完全以明星照片作為標準；(4) 手術不是出於本人的需要，而是為了使別人高興；(5) 因為某種情緒上的原因，如生活中的挫折而突然決定進行整形手術；(6) 有多次美容整形手術史，對先前整形效果不滿意者；(7) 有精神病病史者。

用胎盤素養顏

專家分析 胎盤素近年來可謂備受青睞，許多人迷信胎盤素有養顏的作用。有人說：「用胎盤素美容，可以使青春永駐」，因此，其價格不菲。有些人甚至天真地認爲，口服或外用胎盤素，其營養成分能使自己的皮膚光潔細嫩。但專家表示，胎盤素並沒有抗衰老的作用。這是因爲——美容保健品中添加的胎盤素很有限，其作用也就微乎其微。雖然口服或外用胎盤素，可以使肌膚看起來細膩、光滑、有彈性，但這只是暫時的現象。一旦停用，肌膚仍會恢復到原來的狀態。如果長期使用，肌膚的吸收效果也會減弱，不像開始使用時效果那麼好。口服的胎盤素服用一段時間後，效果也是如此。長時間外用或口服胎盤素，還可能造成心理依賴。許多胎盤來源不明，如果是牛羊的胎盤，其中含有人體不同的異種蛋白，會引起排斥反應。

【特別提醒】 雖然在中醫藥書裏往往描述胎盤（又名紫河車）具有多種神奇的功

效，但是，就目前所知的，口服或注射胎盤素對人體的作用實在是不很明確，因此往往被劃分在另類治療中。由於考慮到服用或注射後可能產生的過敏等副作用，所以一般不被醫界所推薦。

洗腸

專家分析

近年來，皮膚美容變出了許多花樣，接二連三地出現了一些以「洗」爲名的美容方法，先是「洗腸」，繼而「洗血」，最近又出現了「洗肺」。洗腸眞的有如此神奇的效果嗎？對於這個問題，專家們的爭議也非常大，但傾向性的意見是不提倡洗腸。確實，人的大腸裏集聚了不少毒素，而有些皮膚病，如皮膚粗糙灰暗和痤瘡均與此有關。雖然洗腸能洗去腸子中的毒素，也可以減緩皮膚上的問題，但是，人的腸子裏不僅有毒素和有害菌，而且還擁有有益菌群，如果採取「洗腸」的辦法，勢必良莠不分，在清除有害菌和毒素時，將有益菌也趕跑了，那就會造成腸道內菌群失調，引起消化不良、病菌乘機作亂，最後導致疾病的發生。

一般情況下，如果宿便嚴重，影響了身體和皮膚健康，那麼偶爾洗洗腸也許確實是必要的，但是作爲一種大衆化的美容保健方式來推廣就不一定合適了。不但不會起到保健作用，還可能帶來不必要的麻煩。並且，洗腸也並非人人適宜，患炎性腸病、急性憩室炎、腸道腫瘤、嚴重痔瘡、嚴重心臟疾患、腎功能不全的病人，以及孕婦洗腸則很可能會有風險。

【特別提醒】如果沒有什麼明顯臨床表現症狀，最好不要隨意洗腸，排除體內毒素，一定要採取正確的方法，而且要適可而止。

靠中成藥養顏

專家分析 目前市場上有不少廠家宣稱一些排毒養顏保健品「純中藥，無副作用」，中成藥養顏真的那麼有效嗎？事實上並非如此。這些所謂「排毒、美容、養顏」的中成藥產品，大都沒有標注不良反應，有些甚至連安全使用的劑量都避而不談，如果消費者盲目服用，可能產生不良後果。尤其是養顏類藥品如果含有大黃、芒硝等，更不可隨意買來保健美容。如大黃性味苦寒，久服後，很容易損傷脾胃，還可引發黑腸病、腎結石、膀胱結石等病症。在長期服用大黃的人群中，有近30％的人都會有黑腸病、藥物性腸炎。

國外對大黃的使用要求很嚴格。德國聯邦藥物和醫療用品研究所規定，含大黃屬（大黃根）等植物藥的生藥、生藥配製品及萃取物，只能短期用於便秘，而不能用來助消化、淨血、減輕體重等，連續服用不得超過1～2週。

【特別提醒】「是藥三分毒」，對中成藥養顏的說法不可盲目迷信，而中成藥更不能像食品一樣長期服用。

常拔眉毛

專家分析 部分愛美的女性，爲了修飾眉形，常將某些眉毛拔掉，其實這樣是有害於身體健康的。眉毛長在眼睛的上方，是眼睛的一道天然屏障，它能有效阻止汗水、雨水及其他塵土、異物刺激眼睛。同時，眉毛也是身體健康的標誌，觀察眉毛的變化可以診斷某些疾病，如甲狀腺機能減退的人，眉毛的外側脫落；有白癜瘋的人，眉毛的根部首先變白；斑禿的病人，眉毛常在一夜之間突然脫落。拔眉毛對身體健康不利，不僅使眼睛失去了一道天然屏障，而且因眉毛周圍的神經、血管較豐富，拔眉毛時很容易損害到神經或血管，而使得面部的感覺、運動失調，導致疼痛、視力模糊、出血、皮炎、毛囊炎等一系列不良狀況。

【特別提醒】為了自己的健康著想，最好不要隨便拔眉毛。

只用洗面乳來卸妝

專家分析 有些女性塗上防曬霜、隔離霜，並化過淡妝後，以爲只用洗面乳就可以清洗乾淨，這種想法絕對是錯誤的。這是因爲，很多防曬霜和隔離霜都帶有粉底成分，而且具有防水的功能，僅僅用洗面乳是不能將臉上的污垢洗掉的。如果長此以往，就會滋生痘痘、色斑，毛孔也會變大，對皮膚相當不利。

【特別提醒】愛化妝的女性一定不要偷懶，要用卸妝產品來卸妝。

頻繁使用面膜

專家分析　有些女性爲了使皮膚保持最佳狀態，頻繁地使用面膜，殊不知會適得其反。面膜除了含有大量的營養物質和水分外，還含有清潔收斂物質，過於頻繁地使用面膜，會使皮膚的張力減弱，自我修復能力下降，反而不利於皮膚的保養。

【特別提醒】屬於油性皮膚的女性，每週使用面膜不應超過兩次，而屬於乾性或中性皮膚的女性，每週使用一次就可以了。

護膚品存放過久

專家分析　護膚品如果存放過久，就容易變質，對人體皮膚有潛在的危害。各種護膚品大都加入了蛋白質、類脂化合物、維生素、香料、顏料等有機物，這類物質大多是滋生微生物的基質。雖然生產過程中使用了消毒、防腐等措施，但如果存放時間過長，防腐功能自然減弱，其中的營養物質就會氧化變質。作爲護膚品主要成分的油脂，也易受光、空氣、溫度和水分等因素的影響，氧化酸敗而產生低分子醛、酮之類的化合物。另外，經常開啓瓶蓋也容易被污染，招致微生物滋長、繁殖。

【特別提醒】在選購護膚品時，要注意生產日期，最好使用當年度生產的產品，並且不宜存放過久。

使用含雌激素的潤膚膏

專家分析 皮膚出現皺紋是衰老的正常表現，並不單純是雌激素缺乏所造成。實驗證明，即使給老年婦女注射大劑量的雌激素，也不可能使皮膚恢復青春。醫學專家認爲，含有雌激素的潤膚膏根本不可能具有防皺的作用，相反，對於那些有乳腺癌或宮頸癌家族遺傳傾向的婦女來說，哪怕是吸收極少量的雌激素，也會增加罹患癌症的危險。

【特別提醒】不宜使用含雌激素的潤膚膏。

過量使用化妝品

專家分析 適當地選用化妝品可以護膚美容，但如果使用過多，就會適得其反。人的面部皮膚汗腺豐富，據統計有7萬多條，每天通過這些汗孔排出的汗液，約有24毫升，夏季還要多些。臉上的皮脂腺也很豐富，多半與毛囊在一起，分泌的油狀皮脂經毛囊口排出體外，由皮膚表面排泄的皮脂每週可達100～300克。有些女性不了解人體皮膚的生理特點，在使用化妝品時總是塗得很厚。殊不知這樣不但浪費，而且容易妨礙汗液和皮脂的分泌排泄，損傷皮膚，甚至會引發皮膚病。

【特別提醒】化妝品的用量多少才算合適呢？一般來說，營養霜的用量為每次0.6～

1克；清潔霜的用量為每次2～4克；按摩霜的用量為每次4～6克；化妝水的用量，如果是直接倒在掌心上，每次1毫升，如果用化妝棉塗抹，每次1.5～2毫升；美容用的化妝品比護膚化妝品使用的次數多，但用量應有所限制。

化妝品的迷思

專家分析 目前市場上有不少化妝品標明可治療各種皮膚病。事實上，大多數皮膚疾病單靠化妝品是不能治癒的。拿痤瘡來說，它是毛囊中的痤瘡丙酸桿菌刺激毛囊管壁的角化增厚和角質物的堆積，加上皮脂腺分泌大量皮脂而形成的，治療時必須從抗雄性激素、抑制痤瘡丙酸桿菌，和減少毛囊管腔的過度角化三方面來考慮，而不是僅靠化妝品就能治癒的。再以黃褐斑爲例，它是外界刺激、體內慢性病或內分泌失調造成的，僅靠化妝品的局部塗抹是難以奏效的，必須既治標又治本。濕疹是免疫性疾病，雀斑屬染色體顯性遺傳，使用化妝品是無法根治的。

【特別提醒】面容有缺陷的女性應到大醫院對症治療，不宜迷信化妝品的療效。

直接用手指挑化妝品

專家分析 不少女性在使用化妝品時，都是直接用手指到瓶子裏去挑取的，這種做法對健康不利。人的手上沾有很多細菌，即使用肥皂洗過多次，細菌也不會完全去除。用手直接去挑用化妝品（例如乳膏、面霜等）馬上會被細菌侵入，而化妝品中一旦進入異物，便很容易起化學反應，發生變質。人用了變質的化妝品，就會危害健康。越是皮膚嬌嫩的人，受到變質化妝品的危害就越大。

【特別提醒】最好用棉簽取用化妝品，化妝品一旦沾到手上，就不要再送回瓶裏。

粉質化妝品直接抹在臉上

專家分析 粉質化妝品是化妝時必不可少的用品，如粉底霜、粉底液、蜜粉、胭脂、眼影等。這類化妝品含有極少量的汞、鉛、砷等重金屬，這些重金屬對人體是有害的，當它們附著在皮膚上時，會被皮膚吸收。所以化妝時，一定要先在洗淨的皮膚上，塗一層收斂化妝水和乳液，使毛孔收縮，然後塗抹粉質化妝品，這樣可以減少粉質化妝品中的重金屬成分，從毛孔中被吸收進去的機會。另外，塗抹粉質化妝品還有另一個副作用，就是細粉末會堵塞面部毛孔，妨礙皮膚的正常吸收與分泌。

【特別提醒】睡前一定要卸妝，把粉質化妝品全部清除，並用溫水洗淨，加速血液循環，讓毛孔恢復暢通，再用少許晚霜塗抹，以補充皮膚的油分和水分。

飯後喝湯

專家分析 減肥是現代女性的一種共同趨勢，但大多女性朋友是不需要減肥的，她們最需要的是保持身材，保持現有的體重，所以只要在平時的生活當中注意一下，不再讓體重增加就可以了。那麼，如何才能輕鬆地保持體重或者保持苗條健康的身材呢？美國科學家提出一個口號，叫做——「飯前喝湯，苗條健康」。

因爲，飯前先喝幾口湯，可以將口腔、食道潤滑一下，防止乾硬食品刺激消化道黏膜，有利於食物稀釋和攪拌，促進消化、吸收。最重要的是，飯前喝湯可使胃內食物充分貼近胃壁，增強飽腹感，從而抑制攝食中樞，降低人的食欲。有研究表明：在餐前喝一碗湯，可以讓人少吸收100～190千卡的熱量。相反，飯後喝湯是一種有損健康的吃法。一方面，飯已經吃飽了，再喝湯容易導致營養過剩，造成肥胖；另外，最後喝下的湯會把原來已被消化液混合得很好的食糜稀釋，影響食物的消化吸收。

【特別提醒】飯前喝湯，苗條又健康；飯後喝湯，越喝越胖。

塑身生活

專家分析 塑身內衣的宣傳口號是不費力就能擁有好身材。希望自己有好身材但沒時間去健身房，害怕體重增加但難以拒絕眼前美食的人，常寄希望於此。但專家們對塑身內衣基本是持強烈否定態度。這種瘦身方式容易引起一些疾病，如外陰炎。由於塑身內衣將腹部緊緊包裹，腹腔內的腎、脾、肝、胃、腸等器官受到壓迫，使內臟及其神經系統長期處於緊張狀態，導致胃腸功能降低，消化系統功能減弱，從而造成便秘。此外，塑身內衣會使人產生缺氧反應，引起乳房腫脹、疼痛等。

【特別提醒】醫生建議，塑身內衣不宜長時間穿著，特別不要夜裏睡覺也穿著。塑身內衣的危害比塑身褲還要大一些，因為人體的臟器主要是在上身，熱量也主要從那裏散發。乳房被過度束縛，不僅形狀會發生改變，嚴重的還可能發生病變。

排毒生活

專家分析 許多明星都堅持洗腸美容，目的是讓自己的身體裏沒有宿便，不蓄積毒素，不讓身體產生不良氣味，避免社交場合的尷尬，皮膚也會變得透明有光澤，比單純外用化妝品的效果更好。

不習慣這種方法的人，可以選擇斷食的方法排毒，即一週裏有一天（甚至一天以上）不吃飯，只吃水果或者喝蜂蜜水，同樣可以起到排除身體毒素的作用。醫生卻認爲，洗腸容易讓腸管變粗，長時間地反覆刺激還會使腸管麻痹，最終甚而導致一些人爲因素疾病。

【特別提醒】斷食排毒法也要因人而異。有的人脾胃虛寒，吃水果等涼的東西胃裏會發生脹氣。如果你是超負荷工作者，到該吃飯的時候不吃，身體會出現乏力、眩暈、低血糖症狀，對健康會有很大的影響。

防曬生活

專家分析 有的女性朋友，出門只要碰到一丁點太陽，就非得撐傘或塗抹防曬霜不可。而實際上，陽光對人體來說是最好的補品。美國醫學專家研究發現，經常暴露在陽光下或每星期有規律地曬太陽，可以有效預防骨質疏鬆等疾病。因爲適當地曬太陽，會促使人體內產生維生素D，進而預防各種疾病。當然，曬太陽應根據膚色、季節、時間因人而異，不是要每個人都在陽光下曝曬，而是要能充分接受太陽光線，一天要有一個小時的陽光照射。女性害怕皮膚變黑，可以在清早或者傍晚光線不是太強的時候接受日照。女性更容易患骨質疏鬆症，而骨頭長期沒有受到刺激的人群，也很容易患此症。

【特別提醒】美國皮膚病學研究院的里德女士說：「我認為人們可能並不知道，防曬產品只能為他們提供對部分太陽射線的保護。」專家建議，消費者在購買防曬產品時應儘量選擇那些含有氧化鋅、二氧化鈦等物質的防曬霜和防曬油。但是要想真正保護皮膚，專家的建議是，儘量減少在大太陽下外出的時間。

內褲太小太緊

專家分析 爲追求身材完美的女性，片面地追求束身效果，經常穿著又小又緊的內褲，這樣不僅會感到渾身不舒服，而且也會影響到血液流通，並且會使局部肌肉因爲不透氣、汗漬而發炎。很多小腹突出的女性喜歡穿束腹褲，但長時間穿在身上會引起心口灼熱、心跳加快、頭暈、氣短等不適的現象，甚至會出現心口疼痛。現在流行的丁字褲，又稱T型褲，是一種能夠充分展示女性魅力的時髦裝束，特別受許多年輕女性的青睞。但由於丁字褲特殊的造型設計，尤其是下部設計成繩子粗的窄帶，很容易與女性會陰等嬌嫩處的皮膚發生摩擦，引發局部皮膚充血、紅腫、破損、潰瘍、感染等症狀，從而誘發陰道炎等婦科疾病。丁字褲還會壓迫肛門周圍的血管，增加痔瘡的發病率。所以穿著丁字褲時，要注意穿著的時間。

【特別提醒】儘量不要長時間穿著丁字褲，如果外出或上班需要穿著時，回家應及時換上棉質、寬鬆的內褲，使局部能夠充分休息，保證血液正常循環。還有就是要注意衣著搭配。更為重要的是勤換衣褲。年輕女性要對所穿丁字褲每天更換，儘量減少陰部發炎的機會。穿著的時機也很重要，如果局部有病症或經期、經前兩週的排卵期，都要避免穿著。

吃避孕藥美容

專家分析 現在流行一種吃避孕藥美容的方法。很多女生用避孕藥來對付自己臉上的青春痘。某藥店營業員介紹說，來藥店購買避孕藥治療青春痘、美容的多是女學生，還有一些年輕的白領女性。另外，有一些個體診所和美容院，也把某些避孕藥當作祕方，用於治療青春痘、痤瘡等。

長期服用避孕藥會對人體健康產生損害，最明顯的後果就是很容易長黃褐斑。另外，正處於青春期的女生生理機能發育尚未完全，長期服用避孕藥，生理週期會被打亂，嚴重的還會造成不孕不育。

【特別提醒】青春痘的產生主要是因為人體內激素失衡造成的，而避孕藥可以調節人體的內分泌，調節人體的激素平衡，對治療青春痘確實具有一定的作用。但吃避孕藥治療青春痘只屬於短期行為，而且應該在醫生的指導下進行，千萬不可盲目亂吃，以免產生副作用。

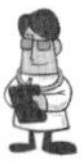

不吃肉可以美容

專家分析 許多愛美的女士不吃或少吃含脂肪的肉類食品，只多吃蔬菜、水果，爲的是養顏護膚和維持體重，其實這是錯誤的認識。

因爲蔬菜只提供足夠的熱量和促進細胞增殖，因此必須依賴其他食物補充營養，肉類中含有的蛋白質可以增加皮膚纖維彈性，如果只吃蔬菜和水果，不吃或少吃含脂肪的肉類食品的話，就會導致皮膚鬆弛粗糙。

【特別提醒】愛美女士應該在每天的膳食中適量補充一些肉類。

每天喝大量水可以美容

專家分析 有些女性每天堅持喝大量的水，以爲這樣可以美容，其實這是錯誤的認識。喝水並不能使乾燥的皮膚變得滋潤，但可以促進人體新陳代謝，對健康和美容有益。但如果一次喝水過量，就會對身體及皮膚造成傷害，引起「水中毒」。

【特別提醒】睡覺前尤其不要喝大量的水，否則次日早上就會出現浮腫或眼袋。

洗頭後用力擦乾頭髮

專家分析 很多人都認爲吹頭髮會損傷頭髮，而髮型師認爲每次洗完頭髮後必須用吹風機吹乾頭髮，但要注意吹的方法、角度和程度。每次洗完頭髮後不吹，濕的髮根更容易黏上灰塵等物質。如果用毛巾代替吹髮更容易傷髮，因爲頭髮濕的時候最脆弱，不能用力搓乾，也不能用毛巾拼命抖動頭髮，這樣會使頭髮斷裂或打結。

【特別提醒】正確的做法是用吸水性較強的毛巾包裹，以吸掉頭髮上的水分，當頭髮不再滴水時，高舉吹風機並不斷移動，但應注意與頭髮的距離保持在10公分以上，頭髮吹至七八成乾即可。

趁頭髮濕時來捲髮

專家分析 有的人喜歡蓬鬆的捲髮，所以愛在頭髮濕淋淋的時候，用髮捲將頭髮捲上，好讓波浪保持得久一些，其實剛洗完的頭髮毛鱗片都處於開放的狀態，很容易受傷，最好應該等頭髮乾到七八成時再上髮捲。

【特別提醒】捲曲的頭髮可以用液體護髮素按摩揉捏，或者壓在捲髮器上用熱風吹一小會兒，接著輕輕梳好，稍用點定型劑定型即成。

夏季不對頭髮做特別護理

專家分析 在炎熱的夏天，不少女性忽略了秀髮的防曬需要。經科學證實，紫外線能破壞頭髮的角質蛋白，令髮質異常脆弱，失去光澤。而且頭髮受到陽光的損害約爲皮膚的三倍，在紫外線的強烈照射下，頭髮往往更容易失去水分和養分，表皮會受到不同程度的傷害。而且皮膚一般可以在28天內重新產生新的細胞，而頭髮一旦受到傷害，必須經歷更長的時間才可以復原。

同時，夏天的頭髮經常會出現乾燥問題，如在空調環境下，不流通的空氣會影響頭髮油脂的正常分泌，加速秀髮的水分流失，致使頭髮因缺乏水分變得乾燥、分叉；游泳雖然是最好的消暑運動，但在海水或游泳池中，頭髮上積聚的鹽分或氯化消毒水會使髮質粗糙乾澀，梳理時特別容易造成損傷。由此可見，夏天頭髮容易缺水，而頭髮的保濕問題，也是夏季護髮的重要環節之一。

【特別提醒】健康的頭髮含有10%~13%的水分，如果水分的含量低於10%，頭髮就會變得乾燥粗糙。平時要注意各種防曬措施，如外出戴帽或打傘，在選擇護髮產品時要選擇有防曬、保濕功能的產品。

梳頭越用力越好

專家分析 梳理頭髮確實可以幫助活動經絡，清理附在頭髮上的髒物，促進頭皮的血液循環。但梳理過多也會傷害頭髮，過度用力地梳頭會使頭髮變得脆弱，會造成分叉和頭皮屑。

【特別提醒】每天梳頭30次左右就夠了。一般來說，不要使用塑膠或金屬梳子，天然材料或者橡膠樹脂製的梳子，是最理想的用具。

頭髮乾就多抹一些護髮品

專家分析 頭髮因乾燥而缺乏光澤時，許多人會多抹些護髮用品。事實上過量的護髮品只會阻塞毛孔，反而給頭髮造成負擔。

【特別提醒】正確的做法是適當選擇護髮品，如每次洗完髮後的護髮素是不可缺少的。而其他的護髮品要抹也最好只抹在頭髮表面，不要弄得頭髮和頭皮都油膩膩的。

泡沫多的洗髮精清潔力強

專家分析 很多人認爲洗髮精用的時候泡沫越多，頭髮就會洗得越乾淨，其實泡沫太多只是說明洗髮精中幫助發泡的物質較多，不能作爲清潔力的證明。

【特別提醒】過多的泡沫可能只會使頭髮更加乾澀。

濃郁香水

專家分析 一些香味濃郁的香水中可能含有人工芳香劑。現在市面上的各種芳香劑，都和自然的花香不同，雖然它們模擬的是自然花的香味，但多採用的是化學香精類物質，其香味分子的濃度大大超過天然花香分泌的濃度，有可能對人的呼吸道、皮膚及中樞神經等產生不良的作用。

【特別提醒】無論是公共場所還是家裏，最好別使用香味過於濃郁的香水。尤其是生活、工作環境周圍有患有過敏性哮喘、皮炎、呼吸系統疾病的人。

香水膠囊

專家分析 現在有的香水不但能塗抹，還能吃。從理論上說，女性食用的香水膠囊是種揮發油，經由胃腸道吸收到血液，再從肺部通過尿液及汗水排出，能使人體帶香。就像一個人喝過酒後，滿身都是酒味一樣。同樣道理，喝酒過量不利身體，香水膠囊吃得太多對身體也沒有好處，長期過量服用甚至還可能造成中毒，甚至傷害腦神經。

【特別提醒】使用香水的方式一般是香精以「點」、香水以「線」、淡香水以「面」。香水塗在身體內側比外側好，採用噴霧器應距身體10公分噴出香霧，這樣範圍更廣泛，香氣更均勻。不要過量使用香水；最好不使用過於濃郁的香水；不要在陽光照射到的地方抹香水；不要噴在有塵垢或油脂的頭髮上。使用香水出現過敏反應，應立即停止使用，並及時就醫。不要使用劣質香水，並學會鑒別劣質香水。

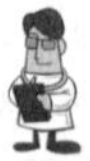

用溫水洗臉

專家分析 人的面部在冷空氣刺激下，汗腺、毛細血管等都呈收縮狀態，遇上熱水時會迅速擴張，熱量散發後，又會恢復低溫時的狀態。毛細血管這樣一張一縮，非常容易使面部產生皺紋，所以，應該用溫水洗臉，最好洗完後再用冷水拍拍臉。

【特別提醒】用溫水洗臉洗手是重要的美容手段之一。理想的水溫與皮膚溫度相近，大約在30℃左右。如果水溫過低，會使皮膚毛孔收縮，不易洗淨皮膚上的髒東西。假如水溫過高，又會過多洗去面部的油脂，使皮膚變粗糙。洗手也是一樣。洗手時習慣將雙手長時間泡在熱水中的人，手部皮膚一般都很粗糙。這是由於熱水使肌膚上的油脂喪失過多所致。皮膚上的油脂少了，就容易產生皺紋和皸裂現象，而且很難恢復。所以，平時應該用溫水洗臉洗手。

過量使用潤膚霜

專家分析 肌膚如同人一樣需要呼吸。日常生活中，許多女性爲了保養皮膚，臉上經常塗著厚厚的潤膚霜。殊不知，這樣反而令毛孔堵塞，臉上長滿「痘痘」，影響皮膚的健康和美觀。

【特別提醒】正確的護膚之道就是：根據季節和肌膚性質選用含天然成分、不含香精色素、不油膩的護膚品。晚上卸妝之後，可以使用少量護膚霜，讓毛孔舒展自如地呼吸一夜。

不常清潔髮梳

專家分析 很多人在購買洗髮水和定型用品方面，毫不吝惜金錢，而且每天都一絲不苟地清洗和梳理頭髮。然而，對髮梳上的骯髒油膩卻熟視無睹。長此以往，頭髮又怎麼可能健康呢？骯髒油膩的髮梳上藏匿著許多病菌，用這種髮梳梳理頭髮，會令頭皮產生搔癢等不適。

【特別提醒】洗頭時，千萬不要忘記及時清潔髮梳。

過量塗抹香水

專家分析 有的女性非常喜歡香水，甚至在睡覺前也不忘記塗上一點。開始可能僅僅是在手腕、脖頸等部位，發展到後來面部、手臂甚至小腿等所有可能裸露的地方都抹香水，而且香水用量也越來越多。聞著全身散發出的迷人香味，感覺固然很好，但過量塗抹會導致皮膚發炎。因爲香水中含有微量的銅，經陽光照射後，光線中的紫外線會使香水起化學反應，導致皮膚紅腫，有刺痛感，甚至感染皮膚炎。

【特別提醒】 使用香水絕不能過量，如果有過敏反應就要立即停用。

第八章　女性減肥的健康情報

花季少女過度減肥

專家分析 近年來，在愛美之心的驅動下，不少女士都有減肥傾向和行爲，許多花季少女（青春少女）步入了過度減肥的誤區。有的女孩每天僅以紫菜、話梅、蘋果充饑，久而久之，心理就會出現偏差，同時性格和行爲也表現失常，最後導致低蛋白血症、低代謝綜合症等，而產生了神經性厭食症。

特別是在緊張的考試期間，吃任何東西都會造成胃痛或者胃部不適，進而引起進食困難，最終誘發多臟器功能衰竭，尤其是會使造血功能產生極度障礙。

花季少女正是身體發育的時候，學習繁忙，如果過度減肥，使體重過低，會引起多種疾病，如低蛋白血症、營養不良、免疫功能下降、月經失調等。

【特別提醒】 如果希望減肥，一定要在專業醫師的指導下進行。均衡搭配每天適合自己的熱量、脂肪、蛋白質和碳水化合物，並進行適當的體育鍛鍊，特別要進行有氧運動。對體重極重，前兩種措施治療效果都不明顯的患者，可以在醫生幫助下慎重選擇藥物治療。

對減肥目標過高，矯枉過正

專家分析 很多女性片面追求模特身材、平板身材或骨感美，對減肥沒有充分的心理準備，急於求成，希望快速減肥，但又缺乏堅持不懈的精神，偏愛減肥產品，受虛假廣告的誘惑，不恰當地使用減肥產品，尤其是減肥藥品，其結果不僅體重容易回升，而且還會影響身體健康。

【特別提醒】 減肥要有正確的態度，標準體重是健康的基礎，切勿過度減肥，要善待自己，善待生命，成為一個健康而美麗的人。

與脂肪「絕緣」

專家分析 許多人認爲脂肪是肥胖的主要原因，只有與脂肪「絕緣」，才能獲得苗條的體型。其實，在減肥過程中，脂肪不總是充當反面角色。食用的脂肪不僅不會很快在體內轉化爲脂肪儲存起來，而且脂肪的分解還能在一定程度上抑制脂肪在體內合成。含有單一非結合性脂肪的玉米油和橄欖油，具有降低低密度膽固醇的作用，是減肥健美的理想食用油。另外，脂肪類食品耐消化，可減少饑餓感，食入後可減少對澱粉類食物以及零食的攝取，對減肥起到積極作用。有些減肥者爲了控制進食，用零食充饑，致使體重有增無減。

【特別提醒】攝取適量的脂肪不僅不影響體型，反而會對減肥有所幫助。

快速減肥

專家分析 在現今一切追求速度、效率的社會，連減肥也流行速成、方便，這樣反而容易造成許多併發症。像營養失調、內分泌不平衡等，這樣的併發症需要一段時間調養才能康復。有些併發症若影響了中樞神經，可能造成如腦出血、中風或神經、身心功能失調，帶來無法補救的遺憾。殊不知肥胖的元兇是攝取過多的熱量，而消耗的熱量過少，羅馬不是一天造成的，想要減重也不是一兩天內就可以達到的，如果用錯了減肥方法，只會使自己陷入減肥後又復胖的惡性循環。

許多人因使用不當的減肥方法而產生後遺症。據說有人因爲體重超過理想體重約十公斤，而自行購買減肥藥。有的人服用一星期後，體重有明顯的下降，但只要停藥後，體重就會回升。經過數週反覆地服藥、停藥，出現了掉頭髮及月經延遲的情形。

【特別提醒】減肥瘦身的方式除運動鍛鍊外，還有控制飲食、改變生活習慣及藥物治療等。正常人要消耗7700大卡，才能減輕１公斤。若每日減少攝取500卡路里的食物，或運動多消耗500卡路里的熱量，一週便可以減少0.5公斤，一個月即可減少２公斤。若能有恆心地保持下去，達到理想的體重的目標是不困難的，但千萬不要急於減肥，以免影響身體健康。

減肥就要靠過度節食

專家分析 許多愛美人士爲追求苗條的身材，不顧身體的健康，盲目地節食減肥，往往會走入減肥誤區，殊不知盲目節食減肥即可誘發疾病。

過度節食可誘發閉經：由於過度節食，會引起體重急遽下降，從而容易誘發閉經。因爲青春期女性需要積累一定的脂肪，才能使月經初潮正常到來，並保持每月一次的規律。如果盲目減肥，體內脂肪過分減少，就會使初潮遲遲不來，已來初潮者則可發生月經紊亂或閉經。

過度節食可誘發膽結石：減肥者的低熱量和低脂肪膳食，有引發膽結石的危險。原因是當脂肪和膽固醇攝入驟減而感到饑餓時，膽囊不能向小腸輸送足夠的膽汁。如果膽汁積滯和膽鹽呈過飽和狀態，就會促使結石的形成。

過度節食可誘發腦細胞損害：生理學家們認爲，節食的結果是使肌體營養匱乏，這種營養缺乏使腦細胞的受損極爲嚴重，結果將直接影響記憶力和智力。

【特別提醒】靠節食來減輕體重，有90%的人都會反彈。建立科學的飲食習慣，通過合理的飲食營養、膳食平衡以及長期堅持體育鍛鍊，才能使體重真正降下來。

要減肥必須忍饑挨餓

專家分析 饑餓是需要進食的信號，如果你忽視它，它可能會暫時消失，但過一會兒它還會回來而且更加強烈。選擇健康食品正常滿足饑餓，總比快餓昏時饑不擇食要好。理想狀態應是有規律地感到饑餓，然後迅速地得到滿足。這表明你的新陳代謝狀態良好，熱量得以消耗而不是儲存在體內。如果過分饑餓，還會引起胃痛等不適，如果長期處於忍饑挨餓的狀態，就會引起消化系統疾病。

【特別提醒】要減肥必須忍饑挨餓，這個說法毫無科學道理。

一日三餐只吃水果減肥

專家分析 越來越多的愛美女性開始在意身上的多餘脂肪，減肥一族有的只吃一些水果來代替正餐，生怕米飯會轉換成肥肉堆積在身上。殊不知，多吃某些水果後會比吃米飯更容易肥胖，這是想用水果餐減肥的人應該注意的事。在同一個重量之下，大部分水果含有的熱量都比米飯要低，但是有些水果被人體吸收的速度卻比米飯快許多，而糖分吸收速度的快慢，可以決定血糖與胰島素分泌的高低，也同時決定胰島素阻抗性的高低，這是最終決定肥胖與否的關鍵。

【特別提醒】一般水果中鐵、鈣含量較少，長期拿水果當減肥餐吃，不利健康，容

易患貧血。營養專家認為，人要依賴各種不同的食物提供不同的營養素，這樣才能達到營養均衡。只吃水果或蔬菜，或只吃肉類都不科學。減肥需要耐心，一些快速減肥法固然吸引人，但大多數效果都不持久。想減肥者應該少吃點肉，而不是一點兒都不吃，增加蔬菜在飲食中的比例，吃些低脂的穀類食物和奶製品，便可緩慢地減輕體重。

只吃瘦肉減肥

專家分析 營養師指出，通過只吃瘦肉來減肥的方法極不科學。這是因爲，長期戒吃碳水化合物，通常會使人體缺乏纖維素和礦物質，容易導致便秘和營養不良。吃肉減肥法採用的是高蛋白質飲食，通常含過多的脂肪及膽固醇，會影響心血管健康。這種減肥法還有嚴重的副作用，會令身體大量產生酮酸，出現反應遲鈍、頭疼、胸悶，及口臭等現象。長期如此，還會影響腎臟功能，甚至造成永久傷害。

【特別提醒】減肥時，要少吃肥肉，適量吃瘦肉，不能只吃瘦肉而不吃別的食物。

飯後吃水果

專家分析 很多人認爲飯後吃水果可快速吸走餐中的油分，這種觀念是錯誤的，其實飯前吃水果比飯後吃水果更好。營養學家指出，食物進入胃部需要長達1～2小時的消化過程，然後才慢慢進入小腸，如果飯後吃水果，食物會被阻滯在胃中，長期如此會導致消化功能紊亂。

【特別提醒】如果飯前吃水果，水果中的維生素C可在腸中幫助消化肉類中的鐵質，還可使胃口略減，相對地正餐也可吃少一些，有利於減肥。

吃生菜沙拉減肥

專家分析 許多減肥者都相信吃生菜沙拉可以減肥，皮膚也會變得漂亮，事實上這是錯誤的減肥觀念。蔬菜中富含維生素與礦物質、纖維素，含熱量較少，是減肥者很好的選擇。但應注意不能把生菜當成正餐，更不要忽視脂肪含量很高的沙拉醬。生菜沙拉醬料中的蛋黃醬、沙拉醬、橄欖油脂肪含量都很高。「一口沙拉一口油」的說法，道出了沙拉醬的原料是油脂，所以沙拉醬是高熱量的食物。

【特別提醒】吃生菜沙拉並不能減肥。

連續吃蘋果餐減肥

專家分析 蘋果是低卡高營養水果，正因爲如此，許多人用蘋果來做減肥餐。要知道，蘋果和一般餐食比起來，熱量低了很多，當然會瘦下來，但長此以往，營養的不均衡會讓身體吃不消，而且一旦停下來，體重還是會慢慢地回升的。

【特別提醒】營養專家都不提倡用連續吃蘋果來減肥。

要減肥就不能多喝水

專家分析 有人認爲飲水會使身體發胖，要想減肥就不能多喝水，這是錯誤的想法。因爲肥胖是由於體內的脂肪過多所致，而不是因爲水分過多，飲水與脂肪和肥胖沒有關係。水對人體健康是十分重要的，水在物質代謝、血液循環、體溫調節和排泄過程中有重要的生理作用。因此，減肥者不要限制飲水。另外，只有飲水不足才會引起人體不斷積儲水分作爲補償，並使體內更容易積聚脂肪，導致肥胖。飲水不足還可能會引起人體新陳代謝功能的紊亂，致使能量吸收的多而釋放的少。

【特別提醒】對減肥者來說，飲水不足不僅達不到減肥目的，而且還會對健康造成更為嚴重的損害。

喝咖啡可以減肥

專家分析 有人說咖啡可以清除油脂，又可加速新陳代謝，是減肥飲料，這是錯誤的認識。營養專家指出，咖啡因的確可以加速脂肪分解，令脂肪酸由脂肪組織游離入血液中，但其實還要靠肌肉運動才能將這些脂肪燃燒掉，否則，還是會重返脂肪組織中，讓脂肪重新聚集，所以喝咖啡後還需要加上運動才能眞正發揮減肥功效。研究發現，要達到以上效果，平均每天需要喝8杯咖啡，如果每天喝這麼多咖啡，一定會令人長期失眠，體重自然下降，加上咖啡有利尿作用，過量飲用反而會導致身體缺水，身體機能必定大打折扣。

【特別提醒】不能依靠喝咖啡來減肥。

減肥藥物

專家分析 一些所謂健康藥物，聲稱能有效燃燒脂肪，是因爲其中含有在代謝脂肪方面起著重要作用的肉毒鹼。如果身體缺乏肉毒鹼，就不能正常地代謝脂肪，但並不是說更多的肉毒鹼就一定會消耗更多的脂肪。有些藥物通過麻木胃部饑餓感或加強神經系統活動，使體重在短期內有所下降，但由於潛在的化學副作用，時間一長它們就不起不了什麼作用了，還可能導致厭食症。

【特別提醒】從長遠來看，減肥藥物只有百害而無一利。

靠維生素膠囊瘦身

專家分析 維生素膠囊實際上是由維生素和微量元素合成的。我們的身體所必需的營養不僅僅只有這些。人體主要攝入三大營養：蛋白質、糖和脂肪。蛋白質是維持人體各種生理機能最重要的物質。細胞的新陳代謝、身體的成長、創傷的修復、組織的更新，都需要依靠蛋白質。而減少飲食，僅靠服用維生素藥品，就會導致蛋白質缺失，長期如此，將會引起不堪設想的後果。

一定數量的糖與脂肪在體內的作用是不容忽視的，如提供能量、保持熱量、支撐體內各種器官等。減肥並不意味著完全排斥糖與脂肪。另外還有植物纖維，它能隔離細菌、毒素和腸壁的直接接觸，可以阻礙多餘的脂肪與糖的吸收。

維生素和微量元素雖然是人體所必需的物質，但長期超量服用維生素會引起累積中毒。如維生素A過量，可引起骨痛、嚴重頭痛、魚鱗性皮炎、肝脾腫大、噁心及腹瀉等；服用大劑量維生素E，可降低維生素A和維生素K的吸收，使視力減弱，或導致出血，可引起內分泌紊亂、性功能障礙、月經增多或閉經等；服用維生素C過量，有可能降低生育能力。

【特別提醒】在一般正常的飲食中，我們已經可以獲得適量的維生素和微量元素，而無需再靠維生素膠囊來加以補充。

少睡覺、少休息減肥

專家分析 通過少睡覺、少休息來減肥的辦法是不可取的。如果單單從減肥的角度看，少睡覺、少休息可以有助於減肥，使身體變瘦。當人體休息時，特別是睡眠時，能量消耗少，對脂肪的形成提供了有利條件。少睡覺、少休息相對增加了能量的消耗，減少了體內脂肪的形成。但這不能作爲防胖減肥的辦法，因爲少休息和過度緊張後的消瘦是一種不自然的消瘦，這種因過度勞累而使身體內出熱量大於入熱量的情況，不僅作用於脂肪，而且作用於肌肉和內臟器官，尤其會影響神經系統，使人體各器官的功能下降，導致身體抵抗力下降。

【特別提醒】為了身心健康，防胖減肥要講究科學性，而且一定要保證擁有足夠的睡眠和必要的休息。

多運動減肥

專家分析 什麼樣的運動量才能達到減肥的目的？運動強度到什麼程度才合適？這其中有許多科學的道理，急於求成的減肥方法都是不可取的。運動減肥的原則是：小強度，長時間，運動過後仍然可以呼吸自如，談笑風生，疲勞感恢復很快才行。

而有些人急於減肥，一次恨不得以跑百米的速度跑上幾千公尺，沒有休克就很幸運了。脂肪燃燒需要時間，大劑量運動無法提供好的消耗脂肪的條件，只會使肌肉增粗，心臟負荷過重，還有長時間的不適感。如果沒有運動教練的指導，很可能弄傷自己，反而得不償失。

【特別提醒】正確的運動減肥方法是：在專家的指導下，制訂一個適合自身情況、循序漸進的鍛鍊計畫，每週鍛鍊5～6次，每次45～60分鐘，加上合理的膳食，每月可減掉1～2公斤的體重，堅持下去，你才會輕鬆地達到減肥目的。

大量出汗就能減脂

專家分析 在健身房中，有很多跳健美操的婦女身穿連體健美褲，不停地跳動，讓自己大量排汗，認爲多出汗才能減脂。而有些教練還不讓其進水，認爲好不容易才出的汗，一喝水就白練了。其實，這是錯誤的。人在大量排汗時，若不及時補充水分，就很容易會造成虛脫。

【特別提醒】單純的出汗並不能減脂，而適量地增加一些健身器材訓練，才能有效地達到減脂的目的。

激烈的運動消耗脂肪

專家分析 有些人認爲，必須進行激烈的運動才能消耗脂肪，這是錯誤的想法。除非長期堅持高強度的鍛鍊，不然還不如適度持久的鍛鍊消耗的脂肪多。鍛鍊的前30分鐘，消耗的熱量大部分來自體內儲存的碳水化合物（糖元），30分鐘後，身體開始動用較多的脂肪和較少的碳水化合物作爲能量來源。激烈運動消耗的脂肪會更多，但前提是30分鐘後仍能堅持下去。

【特別提醒】慢跑或者長時間散步，才是不錯的減肥運動項目。

第九章　孕婦的健康禁忌

孕婦洗澡坐浴

專家分析 在正常情況下，婦女陰道保持一定的酸度，可防止病菌的繁殖。這種生理現象與卵巢分泌的雌激素和孕激素有密切關係。婦女在妊娠時，尤其是妊娠後期，胎盤絨毛產生大量的雌激素和孕激素，而孕激素的產生量大於雌激素。所以，此階段陰道上皮細胞的脫落大於增生，會使陰道內乳酸量降低，從而對外來病菌的殺傷力降低。如果坐浴，浴後的髒水有可能進入陰道，而陰道的防病力減弱，就容易引起宮頸炎、陰道炎，甚至引起早產。

【特別提醒】婦女洗澡不宜坐浴，妊娠期洗澡更不應坐浴，尤其妊娠後期絕對禁止坐浴，以防引起早產。

孕婦長時間看電視

專家分析 有些婦女因懷孕後各種活動減少，便用更多的時間看電視，以消磨時間。這種做法對胎兒是非常不利的。據有關專家對每週接近螢光幕20小時的近700名孕婦的調查，發現其中20%的孕婦發生自然流產，而對每週接近螢光幕40小時的孕婦的調查結果表明，自然流產發生率更高。

電視機在播放節目時，顯像管不斷發出肉眼看不見的X射線，這些射線有一部分射到外邊，對胎兒的影響是不容忽視的，它往往容易使孕婦流產或早產，還可能使胎兒畸形，特別是對1～3個月的胎兒，危害更大。如果有時要看電視，距螢光幕的距離要在2公尺以上爲好。另外，看電視久坐會影響下肢血液循環，加重下肢水腫，更易導致下肢靜脈曲張；電視中的緊張情節和驚險場面，對孕婦來說，可以稱爲劣性刺激，有礙優生；看電視睡得過晚，會妨礙孕婦的睡眠和休息，這一切對孕婦和胎兒都不利。

【特別提醒】建議孕婦少看電視，否則圖一時娛樂而貽誤下一代，到了流產或早產及生下畸形兒時，悔之晚矣！

孕婦進行過多日光浴

專家分析 日光中的紫外線是一種具有較高能量的電磁輻射，有顯著的生物學作用。多曬太陽，能促使皮膚在日光紫外線的照射下製造維生素D，進而促進鈣質吸收和骨骼生長。但是，一定強度的日光也可使皮膚受到紫外線的傷害，日光浴可使孕婦臉上的色斑點加深或增多，出現妊娠蝴蝶斑或使之加重。日光對孕婦皮膚的損害，還可能導致日光性皮炎（日曬傷或曬斑），尤其是初夏季節，人們的皮膚尚無足量黑色素起保護作用時更易發生。故孕婦曬太陽必須適當，不要過多。

【特別提醒】由於日光對血管的作用，還會加重孕婦靜脈曲張。

孕婦長時間吹電風扇

專家分析 孕婦的新陳代謝十分旺盛，皮膚散發的熱量也會增加，在炎熱的夏季出汗很多，因此常常借助電風扇納涼。但如果孕婦用電風扇久吹不停，就會有頭暈頭痛、疲乏無力、飲食下降等不適反應出現。因爲電扇的風吹到皮膚上時，汗液蒸發作用會使皮膚溫度驟然下降，導致表皮毛細血管收縮，血管的外周阻力增加，而使血壓升高，表皮血管呈舒張狀態，血流量增多，尤其是頭部因皮膚血管豐富，充血明顯，對冷的刺激敏感，所以易引起頭暈、頭痛等症狀。爲了調節全身體溫，達到均衡狀態，全身的神經系統和各器官組織必須加緊工作。因此，吹風時間長，人並不感到輕鬆，反而容易疲勞。

孕婦出汗多時，更不要馬上吹電風扇，因爲這時全身皮膚毛孔疏鬆，汗腺大開，邪風極易乘虛而入，輕者傷風感冒，重者高熱不退，給孕婦和胎兒的健康造成危害。

【特別提醒】孕婦應注意避免突然或長時間吹電風扇，更不可用吹電扇的方法來對付流汗。必須吹電風扇時，只宜選用微風間隙吹。

孕婦過量活動

專家分析 孕婦適當運動和活動，可以調節神經系統的功能，增強心肺活力，促進血液循環，有助消化和睡眠，也有利於胎兒的生長發育。但孕婦一定要禁忌參加過量的活動和劇烈的運動。首先要忌肩挑重擔，不要提舉重物和長時間蹲著、站著或彎著腰勞動。這樣過重的活動會壓迫腹部或引起過度勞累，導致胎兒不適，造成流產或早產。常騎自行車的孕婦，到妊娠六個月以後，不要再騎，以免上下車時，出現意外。

參加體育運動不要跑步、舉重、打籃球、踢足球、打羽毛球、打乒乓球等，這些運動不但對體力消耗大，而且伸背、彎腰、跳高等動作太大，容易引起流產。

【特別提醒】妊娠8個月以後，孕婦肚子明顯增大，身體笨重，行動不便，有的孕婦還出現下肢浮腫，以及血壓升高等情況，這時應儘量減少體力勞動，忌做重活，只能做一些力所能及的輕活，在家務勞動中，要注意不做活動量大的活，更不要勞動時間過長，使身體過於疲勞。

孕婦活動太少

專家分析 有些婦女懷孕後十分害怕早產或流產，因而活動大大減少，甚至從懷孕起就停止做一切工作和家務，體力勞動更不敢參加。其實，這樣做是沒有必要的，對母嬰健康並不利，甚至有害。當然，孕婦參加過重的體力勞動、過多的活動和劇烈的體育運動是不利的，但是活動太少，會使孕婦的胃腸蠕動減少，從而引起食欲下降、消化不良、便秘等，對孕婦的健康也不利，甚至會使胎兒發育受到影響。

【特別提醒】婦女在懷孕期間應注意做適量活動、運動和勞動，注意勞逸結合，掌握與平常差不多的活動量就可以了。孕婦更不可一味臥床休息，整天躺在床上，什麼活也不做。同時，生活要有規律，每天工作之餘、飯後要到室外活動一下，散散步或做一些力所能及的家務活。還要經常做些體操，這對增進肌肉的力量、促進肌體新陳代謝大有益處。

孕婦忽視午覺

專家分析 妊娠婦女的睡眠時間應比平常多一些，如平常習慣睡八小時，妊娠期以睡足九小時左右爲好。增加的這一個小時的睡眠時間最好加在午睡上。睡午覺主要是可以使孕婦神經放鬆，消除勞累，恢復活力。午睡時間長短可因人而異、因時而異，一般半個小時到一個小時，甚至再長一點均可，總之以休息好爲主。平常勞累時，也可以躺下來休息一會兒。

【特別提醒】午睡時，要脫下鞋子，把雙腳架在一個坐墊上，抬高雙腿，然後全身放鬆。特別是感到消化不良或血液循環不好時，可以任意選擇睡姿，不要害怕壓壞或影響胎兒。

孕婦睡席夢思床

專家分析 一般人睡席夢思床，有柔軟、舒適之感，但孕婦則不宜睡席夢思床。第一，席夢思床易致脊柱的位置異常。孕婦的脊柱較正常腰部前曲更大，睡席夢思床及其他高級沙發床後，會對腰椎產生嚴重影響。仰臥時，其脊柱呈弧形，使已經前曲的腰、椎小關節摩擦增加；側臥時，脊柱也向側面彎曲，長此下去，使脊柱的位置異常，壓迫神經，增加腰肌的負擔，既不能消除疲勞，又不利生理功能的發揮，並可引起腰痛。第二，席夢思床不利翻身。正常人的睡姿在入睡後是經常變動的，一夜輾轉反側可達20～26次。有學者認爲，輾轉翻身有助於大腦皮質抑制的擴散，提高睡眠效果。然而，席夢思床太軟，孕婦深陷其中，不容易翻身。而保持任一姿勢均對身體不利，孕婦仰臥時，增大的子宮壓迫腹主動脈及下腔靜脈，導致子宮供血減少，對胎兒不利，甚至出現下肢、外陰及直腸靜脈曲張，有些人因此而患痔瘡。右側臥位時，上述壓迫症狀消失，但胎兒會壓迫孕婦的右輸尿管，易患腎盂腎炎。左側臥位時上述弊處雖可避免，但可造成心臟受壓，胃內容物排入腸道受阻，同樣不利於孕婦健康。

【特別提醒】孕婦不宜睡席夢思床。孕婦宜睡硬床可鋪十公分左右的棉墊為宜，並注意枕頭鬆軟，高低適宜。

孕婦忌長時間仰臥或右側臥

專家分析 妊娠期間由於胎兒在母體內不斷生長發育，子宮逐漸增大，到了妊娠晚期，腹腔大部分被子宮佔據，如果仰臥睡覺，增大的子宮就會向後壓在腹主動脈上，使子宮的供血量明顯減少，影響胎兒生長發育；還可使腎臟血流量減少，腎小球濾過率下降，這些對孕婦健康也很不利。此外，仰臥時，增大的子宮還會壓迫下腔靜脈，使下肢靜脈血液回流受阻，引起下肢及外陰部水腫、靜脈曲張；同時，由於回心血量減少，造成全身各器官的供血量減少，從而引起胸悶、頭暈、噁心、嘔吐、血壓下降，醫學上稱之爲——「仰臥位低血壓綜合症」，子宮還會壓迫輸尿管，使尿液排出不暢，易患腎盂腎炎。對患有妊娠高血壓綜合症的孕婦，仰臥睡覺更可加重病情。

孕婦右側臥，對胎兒發育也不利。因爲懷孕後的子宮往往有不同程度地向右旋轉，如果經常取右側位臥，可使子宮進一步向右旋轉，從而使子宮的血管受到牽拉，影響胎兒的血液供應，造成胎兒缺氧，不利生長發育，嚴重時可引起胎兒窒息，甚至死亡。

【特別提醒】孕婦睡覺的姿勢與母子健康的關係十分密切。一般強調懷孕六個月以後，不宜長時間仰臥或右側臥。

孕婦吃熱性佐料

專家分析 八角、茴香、小茴香、花椒、胡椒、桂皮、五香粉、辣椒等調味品都屬熱性佐料，孕婦不適宜食用這些熱性佐料。婦女懷孕，體溫相應增高，腸道也較乾燥。而熱性佐料其性熱且具有刺激性，很容易消耗腸道水分，使胃腸腺體分泌減少，造成腸道乾燥、便秘或糞石梗阻。腸道發生秘結後，孕婦必然用力屏氣解便，這樣就會引起腹壓增大，壓迫子宮內的胎兒，容易造成胎動不安、胎兒發育畸形、羊水早破、自然流產、早產等等不良的後果。

【特別提醒】孕婦不宜吃熱性佐料。

孕婦吃桂圓

專家分析 桂圓中含有葡萄糖、維生素、蔗糖等物質，營養豐富，有補心安神、養血益脾之效。但性溫大熱，一切陰虛內熱體質及患熱性病者均不宜食用。婦女懷孕後，陰血偏虛，陰虛則滋生內熱，因此孕婦往往有大便乾燥、口乾而胎熱、肝經鬱熱的症候。中醫專家一貫主張胎前宜清熱涼血，桂圓性甘溫，如孕婦食用桂圓，不僅不能保胎，反而易出現漏紅、腹痛等先兆流產等的症狀。

【特別提醒】孕婦是不宜吃桂圓的。

孕婦喝咖啡

專家分析 對正常人來說，偶爾喝杯咖啡換換口味未嘗不可，況且咖啡可以提神醒腦、減輕疲勞感。但是長期過量飲用，大多數人會患失眠症，並可增加胰腺癌的發病率。長期飲用咖啡，還可使心跳節律加快，血壓升高，並易患心臟病。咖啡中的咖啡鹼，還有破壞維生素B_1的作用，以致出現煩躁、容易疲勞、記憶力減退、食欲下降及便秘等；嚴重的可發生神經組織損傷（如多發性神經炎）、心臟損傷（心臟擴大，心跳減慢）、肌肉組織損傷（萎縮）及浮腫。對於懷孕婦女來說，如果嗜好咖啡，爲害更甚。歐洲有關孕婦服用過量咖啡導致胎兒損傷甚至流產的病例不勝枚舉。

【特別提醒】專家們認為，每天喝8杯以上咖啡的孕婦，她們生產的嬰兒沒有正常嬰兒活潑，肌肉發育也不夠健壯。因此，孕婦不要喝咖啡。

孕婦濫服溫熱補品

專家分析 孕婦由於周身的血液循環系統血流量明顯增加，心臟負擔加重，子宮頸、陰道壁和輸卵管等部位的血管也處於擴張、充血狀態。加上孕婦內分泌功能旺盛，分泌的醛固醇增加，容易導致體內電解質失調而產生水腫、高血壓等病症。再者，孕婦由於胃酸分泌量減少，胃腸道功能減弱，會出現食欲不振、胃部脹氣、便秘等現象。在這種情況下，如果孕婦經常服用溫熱性的補藥、補品，如人參、鹿茸、鹿胎膠、鹿角膠、桂圓、荔枝、胡桃肉等，勢必導致陰虛陽亢，氣血失調，氣盛陰耗、血熱妄行、加劇孕吐、水腫、高血壓、便秘等症狀，甚至發生流產或死胎等。

【特別提醒】孕婦不宜濫服溫熱補品。

孕婦多吃菠菜

專家分析 菠菜中含有草酸，而草酸對鋅、鈣有著不可低估的破壞作用。鋅和鈣是人體不可缺少的微量元素，如果人體缺鋅，人就會感到食欲不振、味覺下降；兒童一旦缺鈣，有可能發生佝僂病，出現雞胸、O型腿，以及牙齒生長遲緩等現象。

【特別提醒】如果孕婦過多食用菠菜，無疑對胎兒發育不利。

孕婦喝刺激性飲料

專家分析 醫學研究證實，孕婦飲酒可使酒精通過胎盤進入胎兒體內，直接對胎兒產生毒害作用，不僅使胎兒發育緩慢，而且可造成某些器官的畸形與缺陷，如小頭、小眼、下巴短、腦扁平窄小、身子短，甚至發生心臟和四肢的畸形。有的胎兒出生後則表現爲智力遲鈍、愚頑、易生病等，甚至造成後代終身病廢。而孕婦飲濃茶，由於茶中含有大量的單寧，能和食物中的蛋白質結合，變成不溶解的單寧酸鹽，而且可同食物其他營養成分凝集而沉澱，影響孕婦、胎兒對蛋白質、鐵、維生素的吸收利用，進而發生營養不良。茶葉中還含有大量的鞣酸，有收斂作用，影響腸道的蠕動，易使孕婦發生便秘。孕婦多飲汽水，可造成體內缺鐵而貧血，不利母胎。此外，孕婦不宜多喝冷飲，多吃涼食，以防胎動不安和發生腹痛腹瀉等症狀。

【特別提醒】孕婦不宜喝刺激性飲料。

孕婦塗口紅

專家分析 口紅是由各種油脂、蠟質、顏料和香料等成分組成。其中油脂通常採用羊毛脂，羊毛脂除了會吸附空氣中各種對人體有害的重金屬微量元素，還可能吸附大腸桿菌。孕婦塗抹口紅以後，空氣中的一些有害物質就容易被吸附在嘴唇上，並隨著唾液侵入體內，使孕婦腹中的胎兒受害。

【特別提醒】孕婦最好不塗口紅，尤其是不要長期塗口紅。

孕婦隨便使用祛斑類化妝品

專家分析 女性懷孕後，全身各個系統都會發生變化，皮膚也不例外，可能會在面頰、乳頭、乳暈、肚臍周圍、下腹部正中線及外陰等處，出現色素沉著，面部常見呈蝶形分布的褐色斑。目前認爲這可能與懷孕後體內黑色細胞刺激素增多有關；也可能是因爲懷孕後，體內雌激素、孕激素水準升高，刺激了黑色素細胞的結果。另外也與個人的體質有關，並不是每個懷孕女性均會出現。

有些孕婦爲了減少色素就使用激素類藥物和含激素的化妝品。激素具有非特異性抗炎作用，早期還可抑制黑色素細胞分泌，因此初期塗抹時可有一定效果，但停用後色斑會再次復發，而且激素的蓄積，對孕婦健康及胎兒發育都很不利。

【特別提醒】只要注意減少強烈的陽光照射，保證充分的睡眠，多吃富含優質蛋白質、維生素B_1、維生素C的食品，可在一定程度上抑制色素加深。

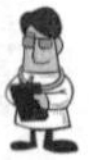

憑藉藥物抑制孕吐

專家分析 懷孕初期，大部分的孕婦都會有明顯的早孕反應，時間長短隨著個人體質而不同。即使是同一孕婦，也會因爲不同的懷孕次數而表現出不同的症狀。目前市面上尚無發售有效抑制孕吐的藥劑，孕婦不宜擅自利用藥物抑制孕吐。出現孕吐現象的時候，就是最易形成流產的時刻，也是胎兒器官形成的重要時期，在此期間的胎兒若是受到X光的照射、某種藥物的刺激，或是受到病原體的感染，都會產生畸形。

抑制孕吐的鎮吐劑或鎮靜劑中，尤以抗組胺最具藥效，因此經常用來治療孕吐，但是服用此種藥劑會使胎兒畸形。孕婦如果服用鎮靜劑、安眠藥等，都會嚴重地影響胎兒發育，這就是不宜憑藉藥物來抑制孕吐的原因。

【特別提醒】孕婦應保持身心平衡，注意飲食，吃些清淡和有助於緩解嘔吐的食物，必要時可接受醫師的指導。倘若一日孕吐數次，孕婦身體變得相當虛弱，就應住院進行治療，每天可接受多量的葡萄糖、鹽水、氨基酸液等點滴注射，以迅速減輕症狀，保持良好寧靜的心態，一般1～2週即可出院。

孕婦怕發胖而節食

專家分析 有些年輕的孕婦怕懷孕發胖，影響自身體型，或怕胎兒太胖，生育困難，常常節制飲食，儘量少吃。這種只想保持自身形體美而不顧母子身體健康的做法是十分有害的。婦女懷孕以後，新陳代謝變得旺盛起來，與妊娠有關的組織和器官，也會發生增重變化，子宮要增重670克，乳房要增加到450克，還需貯備脂肪4500克，胎兒重3000～4000克，胎盤和羊水量900～1800克。

總之，婦女在孕期要比孕前增重11公斤左右，這需要攝入很多營養物質，所以孕婦體重增加、身體發胖都是必然和必要的，大不可擔心和控制。不僅孕婦需要營養，胎兒也需要營養，孕婦節食對胎兒也有害無益。如果孕婦營養不足，就容易發生早產、流產、死胎，孕婦自身也會出現浮腫、貧血、腰酸腿痛、免疫力下降等症狀。

【特別提醒】為了自己和腹中胎兒的健康，孕婦孕期適當加強營養是必要的。

孕婦只吃精米精麵，不吃粗糧

專家分析 有的孕婦只吃精米精麵，殊不知，長期如此，非常容易造成孕婦和胎兒營養缺乏。人體中除含有氫、碳、氮、氧、磷、鈣等11種常見元素（占人體總重量的99.95％）外，還含有鐵、錳、鈷、銅、鋅、碘、釩、氟等14種微量元素（只占體重的0.01％）。這些微量元素雖然在體內的含量比重極小，但它們是人體中必不可少的元素，一旦供應不足，就會引起疾病，甚至出現死亡。

人體必需的微量元素對孕婦和胎兒來說更爲重要，當孕婦缺乏微量元素時，會引起更嚴重的後果，如早產、流產、死胎、畸胎等。因此，孕婦更需要食用「完整食品」。「完整食品」即未經過細加工的食品，或經過部分加工的食品，其所含營養尤其是微量元素更豐富，多吃這些食品可保證對孕婦和胎兒的營養供應。相反，一些經過細加工的精米精麵，其中所含的微量元素和維生素常常已流失掉。所以，越是多吃精米精麵的人，越缺乏人體所需的微量元素和維生素。

【特別提醒】孕婦要多食用一些普通的穀類和麵粉，避免造成某種營養的缺乏。

孕婦多吃山楂

專家分析 懷孕婦女在孕早期經常會出現早孕反應，酸甜可口的山楂，是她們最喜愛吃的食品。

其實，孕婦是不宜多吃山楂的。這是因爲山楂具有收縮子宮平滑肌的作用，如果孕婦食用過多，就有可能誘發流產。山楂可促進胃酸的分泌，因此不宜空腹食用。另外，山楂中的酸性物質對牙齒有一定的腐蝕作用，食用後要注意及時漱口、刷牙。

【特別提醒】無論是鮮山楂果，還是乾山楂片，孕婦都應該避免食用。尤其是妊娠三個月以內的早孕婦女，既往有流產、早產史的孕婦更不可吃，以免悲劇的發生。

孕婦夏天貪吃冷飲

專家分析 有的婦女懷孕後由於內熱而喜歡吃冷飲，這對身體健康是不利的。婦女在懷孕期間胃腸對冷熱的刺激非常敏感，多吃冷飲會使胃腸血管突然收縮，胃液分泌減少，消化功能降低，從而引起食欲不振、消化不良、腹瀉，甚至引起胃部痙攣，出現腹痛現象。此外，孕婦的鼻、咽、氣管等呼吸道黏膜常常充血，並有水腫現象，如果大量貪食冷飲，充血的血管突然收縮，血流減少，可致局部抵抗力降低，使潛伏在咽喉、氣管、鼻腔、口腔裏的細菌與病毒乘機而入，引起嗓子痛啞、咳嗽、頭痛等症狀，嚴重時還能誘發上呼吸道感染或扁桃體炎等。吃冷飲除可使孕婦發生以上病症外，胎兒也會受到一定影響。有人發現，腹中胎兒對冷的刺激也很敏感。當孕婦喝冷水或吃冷飲時，胎兒會在子宮內躁動不安，胎動就會變得相當頻繁。

【特別提醒】孕婦吃冷食一定要有節制，切不可因貪吃冷食而影響母子健康。

孕婦常喝濃茶

專家分析 孕婦如果喝茶太多、太濃，尤其是飲用濃紅茶，會對胎兒產生不良影響。這是因爲，茶葉中含有一定的咖啡因，濃紅茶中咖啡因的含量更高。咖啡因具有興奮作用，可刺激胎兒，增加胎動，甚至影響胎兒的生長發育。

研究證實，孕婦若每天飲5杯濃紅茶，就可使新生兒體重減輕。茶葉中還含有鞣酸，鞣酸可與食物中的鐵結合成一種不能被肌體吸收的複合物，孕婦如果過多地飲用濃茶，就有可能引起妊娠貧血，胎兒也容易出現先天性缺鐵性貧血。試驗表明，服鐵劑時飲用白開水，鐵吸收率爲21.7％，假若飲濃茶，鐵的吸收率僅爲6.2％。另外，茶葉中的鞣酸還具有收斂作用，過多地飲用濃紅茶，易誘發和加重孕期便秘，這對孕婦及胎兒都十分不利。

【特別提醒】孕婦每天適量喝點茶，特別是淡綠茶，對加強心腎功能、促進血液循環和消化、預防妊娠水腫都有一定的益處。

孕婦隨便服用中草藥

專家分析 近幾年的優生遺傳研究證實，部分中草藥對孕婦及胎兒有不良影響。

中草藥中的紅花、枳實、蒲黃、麝香等，具有興奮子宮的作用，易導致宮內胎兒缺血缺氧，甚至引起流產、早產。大黃、芒硝、大戟、商陸、巴豆、芫花、牽牛子、甘遂等中草藥，可通過刺激腸道，反射性引起子宮強烈收縮，從而導致流產、早產。有些中草藥本身就具有一定的毒性，如斑蝥、生南星、附子、烏頭、一枝蒿、川椒、蜈蚣、甘遂、芫花、朱砂、雄黃、大戟、商陸、巴豆等，所含的各種生物鹼及化學成分十分複雜，可直接或間接影響胎兒的生長發育。

【特別提醒】在懷孕最初三個月內，除慎用西藥外，中草藥亦應慎用，以免造成畸胎。對中成藥也應警惕，許多有毒副作用的中草藥常以配方形式出現在中成藥中，孕婦應禁用或慎用這些藥物。孕婦禁止服用的中成藥有牛黃解毒丸、大活絡丹、至寶丹、六神丸、小活絡丹、跌打丸、舒筋活絡丸、蘇合香丸、牛黃清心丸、紫雪丹、黑錫丹、開胸順氣丸、複方當歸注射液、風濕跌打酒、十滴水、小金丹、玉真散、失笑散等。孕婦慎用的中成藥有藿香正氣丸、防風通聖丸、上清丸及蛇膽陳皮末等。

孕婦塗用清涼油和風油精

專家分析 清涼油具有爽神止癢和輕度的消炎退腫作用，可用於防治頭痛、頭昏、蚊蟲叮咬、皮膚搔癢和輕度的燒傷、燙傷等。中暑引起腹痛時，清涼油兌溫開水內服可止痛。傷風感冒時，用點清涼油塗在鼻腔內，可減輕鼻塞不通症狀。但是，從優生角度上考慮，孕婦不宜塗用清涼油或風油精。清涼油中含有樟腦、薄荷、桉葉油等。風油精的主要成分之一是樟腦。樟腦可經皮膚吸收，對人體產生某些影響。對孕婦來說，樟腦可穿過胎盤屏障，影響胎兒正常發育，嚴重的可導致畸胎、死胎或流產。

【特別提醒】孕婦不宜塗用清涼油、風油精，尤其是頭三個月，應避免塗用清涼油、萬金油、風油精等。

孕婦使用利尿劑

專家分析 隨著妊娠月份的增加，孕婦下肢等處會出現不同程度的浮腫，俗稱「胎腫」。有些孕婦爲了減輕浮腫，自己使用利尿劑，這樣做是很危險的。利尿劑，特別是噻嗪類藥物，不但可導致低鈉血症、低鉀血症，還可以引起胎兒心律失常、新生兒黃疸、血小板減少症。現已證明，在妊娠期間使用利尿劑，還可使產程延長、子宮無力及胎糞污染羊水等。還有報導，使用噻嗪類利尿劑可使胎兒患出血性胰腺炎。

【特別提醒】對於孕期浮腫，一般不須處理，除非是高度浮腫並伴有大量蛋白尿，才要到醫院進行適當處理。

孕婦多吃補藥

專家分析 有人認爲，懷孕以後多吃補藥，母體和胎兒可以得到充分的營養補充，然而這是不科學的，孕婦濫吃補藥不可取。濫吃補藥會影響孕婦對營養的正常攝取和吸收，補藥過量服用還會引起內分泌紊亂。如果孕婦濫用激素含量較多的補藥，就會影響胚胎的正常發育，干擾胎兒生理發育進程，給出生後的嬰兒帶來不良的影響，嚴重的情況還會危及嬰兒生命。中醫專家認爲，如果孕婦濫服人參、桂圓、黃芪等甘溫補品，極易助火，動胎動血，對有陰虛內熱的孕婦來說，無異於火上加油，火盛則灼傷阻血，血熱則妄行，上下氣機失調，則很可能造成漏紅、小腹墜脹等先兆流產或早產。若氣盛耗陰，擾動胎兒，還可危及生命。

【特別提醒】中醫專家認為，孕婦適當服些清熱養陰或清潤平補的藥物或食物也未嘗不可，但是，切忌濫用藥物大補。

孕婦盲目補充維生素

專家分析 有些孕婦唯恐胎兒缺乏維生素，每天服用許多維生素類藥物。醫學專家對孕婦提出忠告，過量服用維生素A、魚肝油等會影響胎兒大腦和心臟的發育，誘發先天性心臟病和腦積水，腦積水過多又易導致精神反應遲鈍，故孕婦服用維生素A劑量每日不宜超過8000國際單位；孕婦如果維生素D攝入過多，則可導致特發性嬰兒高鈣血症，表現爲囟門過早關閉、齶骨變寬而突出、鼻梁前傾、主動脈窄縮等畸形，嚴重的還伴有智商減退。故孕婦在懷孕前期每天攝鈣800毫克，後期和哺乳期增至1100毫克已達極限，不宜再多。

平時常曬太陽的孕婦可不必補充維生素D和魚肝油；孕婦爲減輕妊娠反應可適量服用維生素B_6，但也不宜服用過多。孕婦如果服用維生素B_6過多，其不良影響主要表現在胎兒身上，會使胎兒產生依賴性，醫學上稱爲「維生素B_6依賴性」。如果孕婦懷孕期間大量服用維生素B_6，可使新生兒出生後，維生素B_6來源不像母體內那樣充分，結果出現一系列異常表現，如容易興奮、哭鬧不安、容易受驚、眼球震顫、反覆驚厥等，還會出現1～6個月體重不增，如診治不及時，將會留下智力低下的後遺症；如果孕婦長期大量服用維生素C，嬰兒會患維生素C缺乏性壞血症；如果孕婦懷孕期間大量服用維生素K，可使新生兒出現生理性黃疸。

【特別提醒】在胎兒的發育過程中，維生素是不可缺少的，但若盲目大量補充維生素只會對胎兒造成損害。

孕婦濫服魚肝油和含鈣食品

專家分析 有些孕婦爲了使孩子聰明伶俐，盲目地大量服用魚肝油和含鈣食品，這種做法極不科學，這樣對體內胎兒的生長發育很不利。因爲長期大量食用魚肝油和含鈣食品，容易引起食欲減退、皮膚發癢、毛髮脫落、感覺過敏、眼球突出、血中凝血酶原不足，以及維生素C代謝障礙等。如果血中鈣濃度過高，會出現肌肉軟弱無力、嘔吐和心律失常等症狀，這些對胎兒的生長都是沒有好處的。有的胎兒出生時已萌出牙齒，一方面可能是由於嬰兒早熟的緣故；另一方面可能是由於孕婦在妊娠期間，大量服用維生素A和鈣製劑，或含鈣質的食品，從而使胎兒的牙濾泡在宮內過早鈣化而萌出。

【特別提醒】孕婦一般而言不要隨意服用大量魚肝油和鈣製劑。如果因治病需要，也應按醫囑服用。

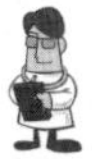

孕婦不注意補鈣

專家分析 鈣是人體骨骼和牙齒的主要成分。此外，鈣能降低毛細血管和細胞膜的通透性，控制炎症和水腫；能降低神經肌肉的興奮性，對心肌有特殊作用，有利於心肌收縮，維持正常的心跳節律。成年婦女體內含鈣約1000克，妊娠後期胎兒體內含鈣約30克，胎盤含鈣約1克，此外母體尚需貯存部分鈣，總計增加鈣50克左右。這些貯留的鈣均需由妊娠期膳食予以補充。孕婦如果長期缺鈣或缺鈣程度嚴重，不僅可使母體血鈣降低，誘發小腿抽筋或手足抽搐，還可導致孕婦骨質疏鬆，進而產生骨質軟化症，胎兒亦可能產生先天性佝僂病和缺鈣抽搐。

【特別提醒】奶和乳製品含鈣比較豐富，而且吸收率也高。魚罐頭（連骨頭均可食入）、魚鬆（連骨粉）、小蝦皮等也是鈣的良好來源。此外，豆類及其製品也含有較豐富的鈣。核桃仁、榛子仁、南瓜子等也含有較多的鈣，孕婦可以適當增加食用量。孕婦還可以在醫生的指導下，服一些鈣片和維生素D，也有利於鈣的吸收。

孕婦經常濃妝豔抹

專家分析 調查表明，每天濃妝豔抹的孕婦胎兒畸形的發生率，是不濃妝豔抹的1.25倍。化妝品所含的砷、鉛、汞等有毒物質被孕婦的皮膚和黏膜吸收後，可透過胎盤屏障進入胎兒血液循環，影響胎兒的正常發育，導致胎兒畸形。另外，化妝品中的某些成分經陽光中的紫外線照射後，會產生有致畸作用的芳香胺類化合物質。

【特別提醒】除化妝品外，以下幾種化學物質也不宜使用：(1) 染髮劑：染髮劑不僅有可能導致皮膚癌，而且可能引起乳腺癌和胎兒畸形。(2) 冷燙藥劑：懷孕婦女和分娩後半年以內的婦女頭髮不但非常脆弱，而且極易脫落，如果再用化學冷燙藥劑燙髮，更會加劇其頭髮脫落。

另外，用化學藥物冷燙頭髮還會影響體內胎兒的正常生長和發育。

孕婦洗澡時間過長

專家分析 洗澡時，浴室內常常通風不良，濕度增大，空氣中的含氧量就會大大降低，再加上熱水的刺激，會使人體內的血管擴張，較多的血液流入人體軀幹、四肢，進入大腦和胎盤的血液就會相對暫時減少。人的腦細胞對缺氧的耐受力很低，往往容易使人出現洗澡時昏倒的情況。如果孕婦洗澡時間過長，除容易發生以上情況外，還容易造成胎兒缺氧。如果胎兒腦缺氧時間很短，一般不會造成什麼不良後果，如果時間過長，就會影響神經系統的生長發育。

【特別提醒】一般孕婦一次洗澡時間不宜超過15分鐘，或以孕婦本身不出現頭昏、胸悶為度。

孕婦洗澡水過熱

專家分析 很多女性有每天洗熱水澡的習慣，這種習慣在懷孕期間應該改變。因爲熱水浴容易對胎兒的發育造成傷害，會影響胎兒的健康。其原因如下：

1. 洗浴的水溫過高容易造成胎兒畸形和發育不良。據實踐證實，孕婦在42℃的水溫中泡15分鐘，會對胎兒產生不良影響，43℃時只需10分鐘就可能會影響胎兒的發育。
2. 浴室裏封閉嚴密，空氣不通暢，人體在高溫室內消耗的氧氣得不到補充，使人感到窒息，容易使胎兒缺氧，而導致發育異常，這對孕婦來說，不僅有害健康，還很容易導致流產。
3. 熱水產生大量水蒸氣，使室內物品中的有害化學毒物的揮發加劇。孕婦吸入體內後，可直接影響到胎兒的生長發育。

【特別提醒】孕婦洗澡水溫不宜過高。

孕婦心理煩躁

專家分析 懷孕初期，多數孕婦會有不同程度的妊娠反應，如噁心、嘔吐、厭食等，同時還會有氣悶、腹脹、腰痛等不適感覺。妊娠反應大多會持續一段時間，這往往會弄得孕婦心情惡劣，煩悶不堪。而對於那些沒有思想準備就懷孕的婦女，心情會更加惡劣，甚至會對懷孕產生不良心理。如果是剛剛建立的小家庭，經濟還不寬裕就懷孕了，會讓妻子備感惱火，以致對丈夫產生埋怨心理。

【特別提醒】妻子應正確認識妊娠反應，保持心情舒暢、情緒穩定和心理平衡。平日多想一些愉快的事，多看一些輕鬆、幽默的書籍，多看一些喜劇片和動畫片，這樣會緩解一些心理上的煩亂情緒。妊娠的嘔吐多是由神經系統紊亂、精神過度緊張造成的。每天到環境幽雅的地方散散步，和喜歡的人談談天。精神上的放鬆會使孕婦體內循環暢通，從而減輕妊娠的不良反應，減輕孕婦的煩躁心理。

孕婦心理憂鬱

專家分析 有的孕婦懷孕後，情緒會變得異常低落，總感到煩悶，神情沮喪，打不起精神。如果憂鬱情緒持續一段時間，會造成孕婦失眠、厭食、性機能減退和自主神經紊亂。有憂鬱心境的人往往缺乏活力，神情處於懶散狀態。憂鬱心理又會使孕婦心情壓抑，體內血液中調節情緒和大腦各種功能的物質含量偏低，直接影響到胎兒的正常發育。受母親的影響，這樣的孩子出生後好委屈，長時間啼哭，長大後，又會表現爲缺乏自信心，感情脆弱，鬱鬱寡歡。由此可見，憂鬱十分不利於胎教，不利於胎兒的發育和發展。

【特別提醒】有憂鬱心理的人，一定要積極調理自己的心態。積極的人生觀是克服憂鬱心理的基礎。同時，孕婦要努力跳出個人的小圈子，多到戶外呼吸新鮮空氣，多參加社會活動，出外遊玩。隨著精神的放鬆，心情也會隨之變得開朗起來，平日裏多在生活中尋找樂趣，多做一些適當的文體活動，如下棋、唱歌、欣賞優美輕鬆的音樂，這些活動都十分有助於調節人的情感。多和樂觀開朗的人接觸，多與人交流思想，敞開胸懷，開闊視野，都有助於消除內心憂鬱的癥結。

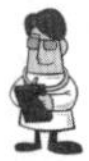

孕婦脾氣暴躁

專家分析 婦女懷孕後，有時性格很壞，易動怒，而與他人吵架。孕婦發怒，不僅有害自身的健康，而且會殃及胎兒。孕婦發怒時，血液中的激素和有害化學物質濃度會劇增，並通過「胎盤屏障」進入羊膜，使胎兒直接受害。發怒還會導致孕婦體內血液中的白血球減少，從而降低機體的免疫能力，使後代的抗病能力減弱。如果母親在胎兒口腔頂和上頜骨形成的第7～10週時，經常發怒，會造成胎兒顎裂或兔唇。

【特別提醒】孕婦發怒，貽害無窮。為了孩子，孕婦一定要息怒。十月懷胎，是一段漫長的歲月，期間難免遇到讓自己氣惱的事。當遇到令人氣憤的事情，先不必急躁，一則發火是解決不了問題的，再則發火不但傷身，而且會危及胎兒。為此，發火之前，還是先克制一下，轉移話題或做點別的事情，分散分散注意力，這都會使氣悶的心理得到緩解。看看電影、聽聽音樂、散散步、做些簡單體操，都會使精神放鬆，頭腦冷靜。能否保證遇事不怒與一個人的思想覺悟、品德修養密切相關。孕期的婦女尤其要加強自身的修養，以自身的優秀品質來影響腹中的胎兒，進而提高胎兒日後的心理素質。

孕婦對胎教熱切

專家分析 有的孕婦實施胎教，期望過高，心太熱切，結果物極必反，收不到好的效果。比如有的孕婦在進行語言胎教時，長時間將耳機放在腹部，造成胎兒煩躁。胎兒生下來以後，變得十分神經質，以致對語言有一種反感和敵視態度。聽音樂時，不能沒完沒了地聽，連孕婦本人都感到疲憊不堪，那胎兒的感覺也絕對不會好。父母盼子成龍，想把胎兒培育得更出色一些，這種心情是可以理解的，但任何事情都有個限度，一旦過度其結果就會適得其反，不僅達不到預期目的，而且會導致不良後果。雖然胎教的每項內容都應使胎兒受益，但如果不能適度地對胎兒實施，恐怕胎兒不但不能獲益，還會受害。

【特別提醒】孕婦對胎兒進行胎教，不能熱情過度，也不能太急切。

孕婦忽視產前檢查

專家分析 有些孕婦對於產前檢查不太重視。有的初診確定妊娠後就不再按時檢查；有的懷孕到五、六個月才第二次去醫院檢查，直到臨產再進醫院；有的甚至挨到足月時才去醫院檢查；還有的乾脆不做產前檢查。這些做法都是不對的，不僅不利於孕婦的身體健康，更不利於對胎兒的監測。

【特別提醒】正確的做法應該是：婦女懷孕後，整個妊娠期都應按時進行詳細而系統的產前檢查。通過全面的健康檢查，可以糾正孕婦身體的某些缺陷，如果發現孕婦有疾患不宜繼續妊娠，或者發現胎兒有明顯遺傳性疾病時，即可以及早終止妊娠。

孕婦盲目保胎

專家分析 有很多孕婦怕流產或稍有流產徵兆，就採取保胎措施，此舉並非都是好事。造成流產的原因錯綜複雜，其中受精卵異常是早期流產的主要原因之一。也就是說，夫妻某一方的精子或卵子有缺陷，與對方的生殖細胞結合後形成異常受精卵，這種異常受精卵在子宮內不能發育成熟，絕大多數在早期死亡而流產。此種流產無法保胎，而且也沒有必要保胎。

近年來，隨著優生學和遺傳研究的發展，學者們通過大量的實驗研究後提出，流產是一種非常重要的、自然的生殖選擇機能。經過這種自然選擇，使95%的染色體異常胎兒，在懷孕28週以前流產而自然淘汰，避免了異常胎兒的出生，保證了胎兒的優生。從這一角度說，流產並非是壞事，而是好事。

【特別提醒】對妊娠早期發生流產的孕婦不要急於安胎，如果要安胎，也應先請醫生做有關檢查後，再決定是否應該安胎。

孕婦高蛋白飲食

專家分析 醫學研究認爲，蛋白質供應不足，易使孕婦體力衰弱，胎兒生長緩慢，產後恢復健康遲緩，乳汁分泌稀少。但孕期高蛋白飲食，則可影響孕婦的食欲，增加胃腸道的負擔，並影響其他營養物質攝入，使飲食營養失去平衡。研究證實，過多地攝入蛋白質，人體內可產生大量的硫化氫、組織胺等有害物質，容易引起腹脹、食欲減退、頭暈、疲倦等現象。同時，蛋白質攝入過量，不僅可造成血中的氮質增高，而且也容易導致膽固醇增高，加重腎臟腎小球過濾的壓力。有人認爲，蛋白質過多地積存於人體結締組織內，可引起組織和器官的變異，較易使人罹患癌症。

【特別提醒】孕婦每日蛋白質的需要量應達90~100克。

孕婦與高糖飲食

專家分析 義大利國家研究院的醫學家們發現，血糖偏高組的孕婦，生出體重過高胎兒的可能性、胎兒先天畸形的發生率、出現妊娠毒血症的機會，或需要剖腹產的次數，分別是血糖偏低組孕婦的3倍、7倍和2倍。另一方面，孕婦在妊娠期腎排糖功能可有不同程度的降低，如果血糖過高則會加重孕婦的腎臟負擔，不利孕期保健。大量醫學研究表明，攝入過多的糖分會削弱人體的免疫力，使孕婦機體抗病力降低，容易受病菌、病毒感染，不利優生。

【特別提醒】孕婦忌高糖飲食。

孕婦與酸性飲食

專家分析 孕婦在妊娠早期可能出現擇食、食欲不振、噁心、嘔吐等早孕症狀，不少人嗜好酸性飲食。然而，德國有關科學家研究發現，妊娠早期的胎兒酸度低，母體攝入的酸性藥物或其他酸性物質，容易大量聚積於胎兒組織中，影響胚胎細胞的正常分裂增殖與發育生長，並易誘發遺傳物質突變，導致胎兒畸形發育。妊娠後期，由於胎兒日趨發育成熟，其組織細胞內的酸鹼度與母體相接近，受影響的危害性相應小一些。

【特別提醒】孕婦在妊娠初期大約2週時間內，不要服用酸性藥物和食用酸性食物、酸性飲料等。

孕婦與X光檢查

專家分析 X光（放射線）屬於一種電磁波，因其波長短、能量高，若不在嚴格控制下使用，將會對人體產生損傷，其損傷程度與放射設備、放射時間、放射劑量、射線與人體的作用方式、外界環境、個體差異等因素有關。正常人在一次放射檢查中安全照射量最高為2.58×10.2庫侖/千克。一般來講，胸部透視在一星期以內總的累計時間（放射時間）不超過12分鐘，胃腸檢查不超過10分鐘，對人體是安全的。雖然X光攝片的照射劑量較大，但偶爾拍一次片或X光透視一次（放射治療除外）對身體健康並無大礙。但育齡期婦女，特別是孕婦，其卵子、胚胎或胎兒對放射線高度敏感，即使是明顯低於正常人可以耐受的放射劑量，也會造成母體和胎兒的損害。

【特別提醒】孕婦應該避免進行X光放射線檢查。若確實需要進行放射線檢查，則應嚴格控制放射次數，並嚴格控制檢查範圍（病變部位），身體的其餘部分尤其是胚胎或胎兒等敏感部位，均應用鉛橡皮墊遮蓋保護。

孕婦與超音波檢查

專家分析 超音波應用於臨床已近40年了，超音波檢查的安全性已得到肯定。理論上，高強度的超音波通過高溫及對組織的腔化作用，可能會對組織產生損傷，但事實上，醫學上使用的超音波是低強度的，低於94毫瓦/釐米，對胎兒是沒有危險的，直至目前，尚沒有因爲做超音波檢查而引起胎兒畸形的報導。但也有少數專家指出，超音波是一種高強度脈衝超音波，有很強的穿透力，對處於敏感期的胚胎和胎兒也會產生一定的不良反應。有些國外專家根據實驗證明，超音波對女嬰的卵巢可能會有影響，也有可能影響將來卵巢所承擔的生育和調節月經的功能。

【特別提醒】懷孕早期儘量不做或少做超音波為好。

孕婦可以做CT檢查

專家分析 孕婦懷孕頭三個月內接觸放射線，可能引起胎兒腦積水、小頭畸形或造血系統缺陷、顱骨缺損等嚴重惡果。CT是利用電子電腦技術和橫斷層投照方式，將X光線穿透人體每個軸層的組織，它具有很高的密度分辨力，要比普通X光線強100倍。所以，做一次CT檢查受到的X光線照射量比X光檢查大得多，其對人體的危害也大得多。因此，孕婦做CT檢查會產生嚴重的不良後果。

【特別提醒】孕婦如果不是病情需要，最好不要做CT檢查。

孕婦與電磁輻射

專家分析 最新研究報告指出，懷孕早期的婦女如果每週在電腦前工作20個小時以上，其流產率增高80％，畸形胎兒的出生率也會提高。因此，孕前及懷孕早期婦女還是盡可能遠離手機與電腦。長期在電磁輻射環境下工作的孕婦，即使順利產下嬰兒，但嬰兒的智力和體質，也可能早已受到損傷，並產生難以彌補的後果。此外，家庭是電磁輻射較爲集中的場所，孕前女性和孕婦在家中要遠離微波爐、電視機和電腦，必要時也可穿著專門用於遮罩電磁輻射的特殊防護服。

【特別提醒】應讓孕前女性及孕婦暫時離開電腦、電視等的螢光幕，至少在懷孕的頭三個月，即胎兒器官形成期，暫離此類工作環境，仍在這一工作崗位的，必須穿著特殊防護服裝。

孕婦體溫升高

專家分析 發熱常常是由於病原體侵入引起的，有些病原體會影響胎兒發育，引起胎兒畸形。同時，發熱對胎兒的危害有時會超過病原體對胎兒的危害。研究發現，如果孕婦持續24小時以上體溫比正常體溫高1℃，即有致畸的可能。據測定，孕婦體溫比正常人高1.5℃，胎兒腦細胞發育就可能停滯；如果升高3℃，就可能殺死胎兒腦細胞，造成永久性的損害。發熱對胎兒的影響與發熱程度及持續時間有關，體溫越高，持續時間越長，對胎兒影響就越大。在懷孕早期，孕婦如果受到物理性的有害因子影響，如洗過熱的熱水浴、盛夏中暑、高溫作業、劇烈運動等，都可使體內產熱增加或散熱不良，從而導致高熱。早期胚胎生活在高溫環境下，極易受到傷害。物理性的有害因子會殺死胚胎中正在分裂的細胞，使該細胞停止發育，特別是胎兒的中樞神經系統最易受到損傷，造成畸胎，嚴重者可導致胚胎死亡。孕期每日在熱水浴中持續40～60分鐘的婦女，畸胎率明顯升高。雖然孕中期胎兒各器官基本形成，不可能有大的結構畸形發生，但發熱可損害胎兒大腦，造成出生後小兒癲癇、智力低下等。

【特別提醒】應加強懷孕期保健，預防懷孕早期發熱性疾病非常重要。孕婦一旦患上感染性發熱疾病，應積極採取物理降溫。除避免發熱性疾病外，還應避免其他導致體溫升高的因素。

第十章　產婦的健康情報

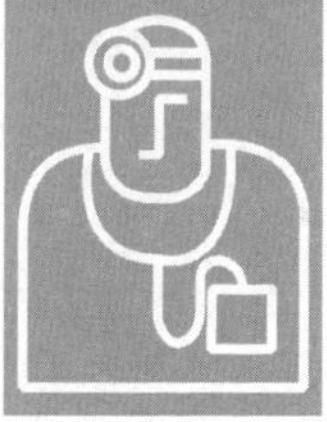

產婦可以多吃雞蛋

專家分析　雞蛋好吃、有營養，含有人體幾乎所有需要的營養物質，可健腦益智、保護肝臟、延緩衰老，適量吃蛋還能預防動脈硬化和癌症，是一種老少皆宜、人人愛好的食品。在我們的傳統生活中，很多人都以爲，雞蛋是營養佳品，多吃能多補，多吃可強身。於是，就經常會看見一些人給產婦大吃雞蛋。然而，這樣做的效果往往並不明顯，甚至還會出現副作用，如腹部脹悶、頭暈目眩、四肢乏力，嚴重者還會出現昏迷。現代醫學把這種症狀稱爲——「蛋白質中毒綜合症」。

其實產婦，因爲各種原因引起胃腸消化機能減退，肝臟解毒功能降低，若在此時大量吃雞蛋，就會增加消化機能的負擔。同時，多吃雞蛋，體內蛋白質含量過高，在腸道中造成異常分解，就會產生大量的氨、羥、酚等化學物質，對人體毒害很大。有時未完全消化的蛋白質在腸道中腐爛，還會產生一些對人體有毒害作用的化學物質，因而出現上述「蛋白質中毒綜合症」的病理表現。

【特別提醒】根據人體對蛋白質的消化、吸收功能，一般情況下，產婦每天吃2～3個雞蛋就足夠了。

新手媽媽化妝給寶寶餵奶

專家分析 母親身體的氣味對寶寶有著特殊的吸引力，可激發寶寶愉悅的進餐情緒，即使剛出生的嬰兒，也能將頭轉向母親的方向尋找乳頭。母親的體味有助於嬰兒吸吮乳汁，如果媽媽爲了來探視的親友面前，表現出新媽媽的亮麗而化妝，並同時給寶寶餵奶，陌生的化妝品氣味掩蓋了熟悉的母親體味，會使寶寶難以適應，從而導致情緒低落，食欲變差，進而影響發育。

【特別提醒】母親在給寶寶餵奶時不宜化妝。

哺乳期婦女常穿化纖內衣

專家分析 化纖內衣的最大危害在於其纖維會脫落，容易堵塞乳腺管，造成無奶的惡果。研究人員從部分無奶母親的乳汁中找到了大量的繭絲狀物，這些繭絲狀物是因乳房在內衣或乳罩內做圓周運動時脫落而侵入乳腺管的。

【特別提醒】處在哺乳期的母親不要穿化纖內衣，也不要穿著化纖類胸罩，應穿著柔軟的棉布胸罩。

產後多吃紅糖（黑糖）

專家分析 給產婦吃紅糖是有一定科學道理的。紅糖又叫黑糖、赤砂糖，它是一種未經提純的蔗糖，雖然其貌不揚，但其營養價值卻很高，它含有豐富的鈣，鐵、錳、鋅、銅、鉻等，以及一定量的核黃素、胡蘿蔔素、尼克酸等，這些成分對於人體生長發育有一定的促進作用。紅糖富含鐵元素，與白糖相比，它的含鐵量是白糖的3.6倍，紅糖含有的葡萄糖量是白糖的22倍，對於食欲不好、食量很少的產婦來說，這是一個很好的熱量和鐵的來源。

儘管產婦吃紅糖有諸多的益處，但是吃紅糖是有一定限度的，不能食用量過多或日期過久。如果產後無限制地食用紅糖，對身體不但無益，反而有害。因爲目前產婦多爲初產婦，產後子宮收縮一般是良好的，惡露的色和量均正常，如果產婦吃紅糖時間過長，例如達半個月至一個月以上時，陰道排出的液體多爲鮮紅色血液，這樣，產婦就會因爲出血過多而造成失血性貧血，同時還可影響子宮復原和身體健康。

【特別提醒】產婦產後吃紅糖的時間不宜太長，最好在十天左右。食用紅糖每次要適量，如果食用過多會影響食欲。同時，胃裏經常有糖存在，可使胃腸道酸度增高，產生胃酸過多、腸內發酵等，使腹部不適，對胃腸道的消化吸收也有不良影響。

產婦產後馬上節食減肥

專家分析 很多女性在生完孩子後，體重會有所增加，於是爲了快速恢復自己原來苗條的身材，很多婦女便迫不及待地要節食減肥。其實這樣很傷身體。產婦在臨產前所增加的體重大多都是水分和脂肪，而要在產後給嬰兒哺乳，擁有這些水分和脂肪是必不可少的，甚至有時候都不夠用。因此產婦產後馬上減肥是不適宜的。不僅不能馬上節食減肥，反而還應該多吃一些鈣質豐富的食物，每天最少要吸收2800千卡的熱量。只有這樣，才能保證哺乳和自身身體的健康。

【特別提醒】女性生育後，過了哺乳期就可以開始適量節食減肥了。如果能夠每天吸收1500千卡的熱量，再加上運動，則要享恢復健美的身材並非難事。

產婦穿戴過多

專家分析 有的人認爲坐月子時衣服穿得越多越好，不能受寒，實際這樣做對產婦非常有害。婦女產後體內發生許多變化，皮膚排泄功能特別旺盛，以排出體內過多的水分，所以出汗特別多，有的產婦不管冷熱，不分冬夏，老是多穿多掩遮，這樣做會使身體過多的熱不能散發出去，結果出汗過多，變得全身虛弱無力，盛夏時還會發生中暑，出現高熱不退，昏迷不醒，甚至還會危及生命。

【特別提醒】產婦坐月子不宜穿戴過多。

產婦下床太晚

專家分析 有些人認爲產婦身體虛弱，需靜養，就讓其長期臥床，甚至連飯菜都端到床上吃，其實這種做法是錯誤的。如果產後較長時間不活動，很容易使血液本來就處於高凝狀態下的產婦，發生下肢靜脈血栓；同時產後盆腔底部的肌肉組織也會因缺乏鍛鍊，托不住子宮、直腸或膀胱而膨出。產後及早下床活動不僅有利於下肢血流增快和惡露排出，而且能使腹部肌肉得到鍛鍊，早日恢復原來的收縮力，從而保護子宮、直腸和膀胱等器官。

【特別提醒】一般情況下，產後24小時就可在床上靠著坐起來，第三天便可下床行走了。

產婦不能洗頭洗澡

專家分析 產婦要在滿月後才能洗頭和洗澡，這是不可取的。因爲產婦分娩時要出很多汗，產後也會常常出汗，加上惡露不斷排出和乳汁分泌，身體比一般人虛弱，更易讓病原體侵入，因此產後講究個人衛生是十分重要的。

【特別提醒】自分娩後兩三天就可以洗澡，但宜採用淋浴，不宜洗盆浴。在炎夏季節，每天應用溫開水洗滌一次，產後7～10天，即可用熱水洗頭。

產婦用香皂洗乳房

專家分析 專家指出，使用香皂會洗去皮膚表面的角化層細胞，促使細胞分裂增生。如果經常去除這些角化層細胞，就會損壞皮膚表面的保護層，會使乳房局部過分乾燥和細胞脫落，從而使表皮層細胞腫脹。若過多使用香皂等清潔用品清洗，可鹼化乳房局部皮膚，破壞保護層。香皂在不斷地使皮膚表面鹼化的同時，還促進皮膚上鹼性菌群增長，使得乳房局部的酸化變得困難。此外，用香皂清洗還會洗掉保護乳房局部皮膚潤滑的物質——油脂。而乳房局部皮膚要重新覆蓋上保護層，並要恢復其酸性環境則需要花費一定的時間。所以，如果哺乳期婦女經常使用香皂擦洗乳房，不僅對乳房保健毫無益處，相反還會因乳房局部防禦能力下降、乳頭乾裂，而招致細菌感染。

【特別提醒】要想充分保持哺乳期乳房局部的衛生，讓寶寶有足夠的母乳，最好還是用溫開水清洗，儘量不用香皂。如果迫不得已需要香皂或酒精清洗消毒，則必須注意儘快用清水沖洗乾淨。

產婦長時間看書或織毛衣

專家分析 在產褥期，特別是產後一個月內，產婦應以休息、適當活動、增加營養、恢復體力爲主。有的產婦，尤其是職業女性，由於平時工作和家務十分緊張，很少有空餘時間，就在產前做了準備工作，想用產褥期多學點東西，看些小說或織點東西，充分利用這難得的休息時間。但看書需要長時間盯著書本，會使眼睛過於疲勞，時間一久就會出現看書眼痛的毛病。織毛衣也是如此，不但會使眼睛疲勞，而且由於必須長時間採取坐位，會影響頸項、腰背部肌肉的恢復，引起腰背疼痛。

【特別提醒】產婦在產褥期不宜長時間看書或織毛線。

產婦長時間仰臥

專家分析 經過妊娠和分娩後，維持子宮正常位置的韌帶變得鬆弛，子宮的位置可隨體位的變化而變化，如果產後常仰臥，可使子宮後位，從而導致產婦腰膝酸痛、腰骶部墜脹等不適。

【特別提醒】為使子宮保持正常位置，產婦最好不要長時間仰臥。早晚可採取仰臥位，注意不要擠壓乳房，每次時間20～30分鐘，平時可採取側臥位，這種姿勢不但可以防止子宮後傾，還有利於惡露的排出。分娩後幾天起，早晚各做一次胸膝臥位，胸部與床緊貼，儘量抬高臀部，膝關節呈90度。

產婦經常睡席夢思床

專家分析 席夢思床雖然很舒服，但並不十分適合產婦。有報導，一些產婦因睡太軟的席夢思床而引起恥骨聯合分離，骶髂關節錯位，造成骨盆損傷。爲什麼會這樣呢？這是因爲在妊娠期和分娩時，人體分泌一種激素，使生殖道的韌帶和關節鬆弛，有利於產道的充分擴張，從而有助於胎兒娩出。分娩後，骨盆尚未恢復，缺乏穩固性，如果產婦這時睡太軟的席夢思床，左右活動都有阻力，不利於產婦翻身坐起，若想起身或翻身，必須格外用力，結果很容易造成骨盆損傷。

【特別提醒】建議產後最好是睡硬板床，如沒有硬板床，則選用較硬的床墊。

哺乳期不採取避孕措施

專家分析 不少婦女產後利用哺乳期避孕，認爲哺乳期不會懷孕，就不採取避孕措施，甚至用延長哺乳期的方法達到避孕的目的。其實這種方法很不可靠。據調查統計，完全哺乳者大約有40%的人在月經恢復以前就開始排卵，而不哺乳的人則有90%以上在來月經以前開始排卵，部分哺乳者與不哺乳者相似。由於排卵可發生在來月經之前，因此產婦在哺乳期間性交，隨時都有可能因已恢復排卵而受孕。有調查表明，哺乳期內受孕的婦女中，有½是在來月經之前受孕的，所以利用哺乳期避孕是不可靠的。

而且過度地延長哺乳期，可使子宮萎縮變小，甚至引起閉經。

產婦如果在產後不注意避孕，有可能很快受孕而需要做人工流產，這時子宮肌肉比較脆弱，再進行人工流產手術對產婦身體健康極爲不利，尤其剖腹生產者，子宮上的傷口剛剛癒合，如再行人工流產手術，技術上比較困難，對產婦的身體更是不利。

【特別提醒】產婦在產後必須注意及時採取避孕措施。產後避孕方法一般以選用工具或宮內節育器避孕比較適宜。避孕工具有男用的保險套和女用的陰道隔膜（即子宮帽）。宮內節育器在產後3個月或剖腹生產手術後6個月放置比較合適。哺乳的婦女不宜採用口服避孕藥的方法避孕。

產後馬上開始束腰

專家分析 不少年輕的母親產後爲了恢復體型，常常束緊腰部。在產前就準備好腹帶，等孩子一生下來，就將自己從腰部至腹部緊緊裹住，以至於彎腰都十分困難。

其實這樣做是不科學的。產褥期束腰，不僅無法恢復腹壁的緊張狀態，反而因腹壓增加、產後盆底支援組織和韌帶對生殖器官的支撐力下降，導致子宮下垂、子宮嚴重後傾後屈、陰道前後壁膨出等。因生殖器官正常位置的改變，還會使盆腔血液運行不暢，抵抗力下降，容易引起盆腔炎、附腱炎、盆腔淤血綜合症等各種婦科疾患，嚴重影響產婦的健康。

【特別提醒】妊娠期間，孕婦肌體代謝功能旺盛，除供給自身和胎兒所需外，還需蓄積5公斤左右的脂肪分布於胸部、腹部和臀部，為妊娠晚期、分娩及哺乳期提供能量，這些脂肪並不會因為產褥期束腰而消失。所以產後不要馬上束腰。

產後馬上服用人參

專家分析 有的產婦產後急於服用人參，想補一補身子。其實產婦急於用人參補身子是有害無益的。人參含有多種有效成分，這些成分能對人體產生廣泛的興奮作用，服用者會出現失眠、煩躁、心神不安等不良反應。產婦剛生完孩子，精力和體力消耗很大，需要臥床休息，如果此時服用人參，反而因爲興奮而難以安睡，影響精力的恢復。人參是補元氣的藥物，如果服用過多，會加速血液循環，促進血液的流動，這對剛剛生完孩子的產婦十分不利。產婦分娩後，內外生殖器的血管多有損傷，如果服用人參，就可能影響受損血管的癒合，造成流血不止，甚至大出血。人參屬熱性藥物，如果服用人參過多，還會導致產婦上火或引起嬰兒食熱。

【特別提醒】產婦在生完孩子的一星期之內，不要服用人參，分娩7天以後，產婦的傷口已經基本癒合，此時服點兒人參有助於產婦的體力恢復，但還是不宜服用過多。

第十一章 新生兒、幼兒的健康情報

母乳餵養不如餵奶粉

專家分析 有人認爲母乳餵養不如餵含有各種對嬰兒有益的添加物的奶粉，這種認識其實是錯誤的。母乳中含有嬰兒出生後4～6個月內所需的全部營養物質，包括適量的蛋白質和脂肪，還有乳糖、水分、鐵質與維生素類等，且含有適量的鹽、鈣和磷等礦物質，這些都是其他代乳品無法替代的營養素。母乳餵養不但有益於嬰兒的神經發育和智力發育，而且可使嬰兒少患腹瀉、呼吸道感染（感冒、肺炎），及中耳感染等常見傳染病。清潔無菌的健康母乳，本身就含有一般傳染病的抗體，而這恰恰是任何代乳品都不具備的。調查表明，不採用母乳餵養的嬰兒，在出生後6個月內的腹瀉發病率和死亡率，要比那些用純母乳餵養的嬰兒高15～25倍。

【特別提醒】母乳有助於脂肪消化，而母乳的鮮度、適宜的溫度和隨時可供應的特點，也是嬰兒奶粉所望塵莫及的。

初乳不能喝

專家分析 有的產婦認爲初乳是「灰奶」，不讓嬰兒吸吮，事實上初乳營養價值很高，含有豐富的免疫物質，因此年輕的媽媽千萬不要浪費自己的初乳。

母乳按時間與成分可分爲三種，產後1～5天爲初乳，6～10天爲過渡乳，15天至15個月爲成熟乳。初乳量較少，顏色淡黃，主要是由於含有大量的胡蘿蔔素。初乳含脂肪少，富含新生兒生長發育不可缺少的營養成分，如蛋白質、鋅和多種微量元素等，還含有大量免疫物質，可增強新生兒的免疫力，提高新生兒抗禦疾病的能力，以保護新生兒免受病毒感染。這就是用母乳餵養的孩子，在出生後6個月內很少得病的原因。

【特別提醒】初乳對新生兒來說是非常珍貴的，應該一滴也不浪費地餵給新生兒。

產後開奶晚

專家分析 有些家長在嬰兒出生後12小時甚至幾天後才開始餵母乳。兒科專家認爲，新生兒出生後半個小時內就應吸吮母親的乳頭，儘早刺激母親催乳反射和排乳反射，促使乳汁早分泌、多分泌。若產後開奶遲，容易導致母乳餵養失敗。

【特別提醒】產後早開奶有利於產婦子宮收縮，減少陰道流血，可以使產婦儘快地恢復健康。

產後讓寶寶過頻吮吸乳頭

專家分析 分娩後最初幾天內，嬰兒吮吸乳頭次數越多，泌乳就越早，分泌量就越多，這種說法並不確切。充分睡眠和良好休息是早開奶、多泌乳的基礎。不定時、不定量、按需要哺乳是新提倡的母乳餵養方法。分娩後最初三天內，可以每天讓寶寶吮吸乳頭10次左右，每次約15分鐘，必須保證初產婦每天有6～8小時的充分睡眠。如果讓寶寶一開始就過頻吮吸乳頭，不但影響產婦休息，也很可能導致乳頭水腫、皸裂、疼痛，影響以後順利泌乳和哺乳。

【特別提醒】母親良好的休息更有利於乳腺細胞泌乳。產婦若疲勞過度、納差、體質虛弱，極易產生乳腺導管平滑肌痙攣，排乳受阻，引起少乳、閉乳，從而影響母嬰雙方的健康。

常讓寶寶只吃一側乳房的乳汁

專家分析 有些新媽媽常常出現一隻乳房奶水充足，而另一隻較少的情況。媽媽也習慣讓寶寶先吃奶脹的一側乳房，可是當寶寶吃完這一側乳房時，基本已經飽了。不再吃另一側乳房。長期如此，媽媽奶脹的一側乳房因爲經常受到吸吮的刺激，分泌的乳汁越來越多，而奶水不足的一側由於得不到刺激，分泌的乳汁就會越來越少。

如果讓寶寶長期只吃一側乳房的乳汁，時間長了，會造成偏頭、斜頸、斜視，甚至寶寶的小臉蛋也會一邊大一邊小，後腦勺一邊凸一邊凹，這對寶寶的健康十分不利。

【特別提醒】正確的方法是，每次哺乳時，先讓寶寶吸吮奶少的一側，這時因為寶寶饑餓感強，吸吮力大，對乳房刺激強，奶少的那一側乳房泌乳就會逐漸增多。慢慢地，媽媽兩側乳房的泌乳功能就會一樣強了。

怕母乳太稀而改用牛奶餵養寶寶

專家分析 母乳看上去稀稀的，沒有牛奶那樣濃稠，有些家長就以爲牛奶比母乳營養豐富，就放棄母乳餵養，改餵牛奶。事實上，母乳餵養對寶寶有很多好處，母乳中含有多種抗體，實踐證明用母乳餵養的寶寶少生病；母乳與牛奶相比，所含營養更全面、更豐富、更合理，母乳餵養的寶寶比較健康；母乳對於寶寶來說更容易消化吸收，且吸收率最高。對媽媽來說，母乳餵養更方便、更省錢，不用消毒，且溫度適宜；採用母乳餵養的媽媽，身體恢復得也較快，較不易患上乳腺疾病。

【特別提醒】建議家長儘量堅持母乳餵養，而不要改餵牛奶。

寶寶喝奶粉易便秘，只用母乳餵養

專家分析 母乳是嬰兒最好的天然食品，至少要讓寶寶吃滿6個月。但是，單純母乳餵養也並非越長越好，因爲隨著時間的推移，母乳的質和量會漸漸無法滿足寶寶的生長需要，這時應該考慮給寶寶斷奶，選用代乳品。配方奶粉目前是最佳銜接母乳的食品，它把牛奶加工、配製後，使其所含的營養成分和相互間的比例盡可能地接近母乳。

有些家長認爲寶寶喝奶粉易上火，會引致大便乾燥甚至便秘。研究發現，糞便的硬度和糞便中的不溶物質有很大的關聯，此不溶物質主要來自腸道中不能吸收的棕櫚酸和硬脂酸結合鈣質形成的鈣皂。因此，如果嬰幼兒食物中含有較多的棕櫚油酸和硬脂酸（皆屬長鏈飽和脂肪酸），排便會較硬。

有些家長給寶寶喝新鮮牛奶，或餵寶寶含有棕櫚油、全脂奶粉或乳脂等成分的嬰幼兒奶粉，進食後其中的長鏈飽和脂肪酸（棕櫚酸和硬脂酸）就容易在腸道內與鈣質結合，形成難以吸收的不溶性鈣皂，使大便變硬，排便困難。尤其是夏季和夏秋之交，天氣炎熱，寶寶流失水分較多，因此便秘十分常見。

【特別提醒】建議看清楚食物的成分，選擇不含棕櫚油、全脂奶粉和乳脂的嬰幼兒配方奶粉。

新生兒眼屎多

專家分析 新生兒眼屎多不容忽視，因爲它可能導致新生兒先天性淚囊炎等疾病，如不及時治療會影響新生兒的視力發育。有的人發現剛生下來幾日的寶寶，左眼分泌了很多黃黃的眼屎，便小心翼翼地擦拭掉，可沒過多久寶寶眼睛上就又堆積了許多，剛開始以爲是由於寶寶太「熱氣」了，就給寶寶餵涼茶。幾天後情況還是不見好轉，寶寶卻連奶水也不想吃了。經過檢查確診爲新生兒先天性淚囊炎，醫生給寶寶沖洗了2次淚道，才沒有再分泌眼屎。據介紹，新生兒眼屎多是由於細菌入侵到淚囊，在淚囊中繁殖、化膿，膿性物塡滿整個淚囊，無法往下排泄，只有沿著淚囊、淚小管向上排到眼睛裏。如果不及早治療，有可能併發角膜炎，角膜可能由黑變白形成白斑，進而影響到新生兒的視力發育。

【特別提醒】新生兒出生後，應該特別注意觀察眼屎的多少，如果出生後一週還有眼屎，應儘早去眼科醫院治療。

新生兒感染

專家分析 新生兒的保健重點之一在於預防感染，新生兒感染往往可來自產前、產時和產後。產前多爲宮內感染，母體內的肝炎、風疹等病毒通過血循環直接進入胎兒體內，也叫母嬰垂直傳播。產時感染多發生在分娩過程中，新生兒吸入了污染的羊水或產道分泌物，多爲大腸桿菌感染。產後感染多來源於外界環境、醫護人員，以及家人不乾淨的雙手。

護理新生兒時，要注意衛生，給新生兒提供良好的環境和清潔的用具。在每次護理新生兒前均應洗手，以防將手上的細菌帶到新生兒細嫩的皮膚上而發生感染，如果護理人員患有傳染性疾病或帶菌者則不能接觸新生兒，以防新生兒受到感染。新生兒發生傳染病時，必須嚴格隔離治療，接觸者隔離觀察。在哺乳時間應禁止探視母親及新生兒，以減少新生兒受感染的機會。總之，一旦發現新生兒受到感染，必須立即送入醫院治療，絕不可存有僥倖的心理，因爲時機的延誤往往會造成日後的遺憾。

【特別提醒】在新生兒期，親朋好友應該減少對產婦及新生兒的探望次數，更要減少對新生兒的接觸。為了避免交叉感染，產婦在醫院裏也不要隨便串門。

新生兒吸入性肺炎

專家分析 新生兒吸入性肺炎包括羊水吸入性肺炎、胎糞吸入性肺炎和乳汁吸入性肺炎。前兩種肺炎主要發生在新生兒出生前和出生時，由於種種原因引起胎兒宮內缺氧，胎兒缺氧後，會在子宮內產生呼吸動作，就可能吸入羊水和胎糞。這兩種肺炎都比較嚴重，新生兒一出生就有明顯的病症，如呼吸困難、皮膚青紫等等，需要住院治療。更應該引起父母注意的是乳汁吸入性肺炎。由於新生兒（特別是出生時體重較輕的新生兒）口咽部或食道的神經反射不成熟，肌肉運動不協調，常常發生嗆奶或乳汁返流（溢奶）現象，乳汁誤吸入肺內，導致新生兒出現咳喘、氣促、青紫等症。

【特別提醒】母親在給新生兒餵奶時一定要仔細，餵奶後應輕輕拍打新生兒背部，

排出胃內的氣體，然後再觀察一會兒，發現有溢奶現象時，應及時抱起新生兒，輕拍後背。如果新生兒的嗆咳比較嚴重，並伴有憋悶、氣促等情況，要及時到醫院就診。

新生兒感染性肺炎

專家分析 新生兒患感染性肺炎有兩種情況，一種是宮內感染，一種是生後感染。宮內感染肺炎是由於母親在懷孕過程中，感染了某些病毒或細菌，它們通過血液循環進入胎盤，然後又進入胎兒的血液，即在母親懷孕期間，胎兒就患上了肺炎。而出生後感染性肺炎則可能發生在新生兒期的任何時間。新生兒肺炎的表現與嬰幼兒或年長兒童患肺炎的症狀是很不同的，尤其是出生2週以內的新生兒，像發燒、咳嗽、咳痰這些肺炎常見的症狀非常少見，主要表現爲精神不振、呼吸增快、不愛吃奶、吐奶或嗆奶等，大多數患病新生兒不發燒，有的發低燒，接近滿月的新生兒可出現咳嗽的症狀。如果觀察到這些現象，家長應及時帶新生兒去醫院就診，通過醫生的檢查和拍肺部X光片做出診斷。在日常生活中，家庭成員的感染是引起新生兒感染的主要原因。新生兒其他部位的感染，比如臍炎、皮膚感染，口腔感染等，病菌也可以經過血液循環傳播至肺部而引起肺炎。

【特別提醒】一般新生兒肺炎不會傳染給其他人，但如果是雙胞胎或多胞胎，或是相互間有過密切接觸的新生兒，就有相互傳染的可能性，應注意隔離治療。

新生兒濕疹

專家分析 濕疹是一種常見的、病因複雜的皮膚炎症，是新生兒期最常見的皮膚病之一，它分爲急性期、亞急性期和慢性期，病因一般認爲與遺傳、過敏體質、神經功能及物理因素等有關。另外，護理不當（如過多使用強鹼性肥皂）、營養過剩，以及腸內異常發酵等因素，也可引起本病。母體雄激素通過胎盆傳給胎兒，導致新生兒皮脂增多，也很容易導致脂溢性濕疹。

新生兒濕疹多見於頭面部，如額部、雙頰、頭頂部，然後逐漸蔓延至頸、肩、背、臀、四肢，甚至泛發全身。初起時爲分散或成簇的小紅丘疹或紅斑，然後逐漸增多，並可見小水瘤、黃白色鱗屑及痂皮，有滲出、糜爛及繼發感染症狀。患病新生兒常常煩躁不安、到處搔抓、夜間哭鬧，從而影響睡眠。

患濕疹的新生兒不可使用肥皂或用熱水燙洗，並要避免太陽照曬和毛線衣或其他化纖織物，與新生兒皮膚直接接觸，局部皮膚不要隨意用藥。另外，乳母可暫停吃雞蛋等富含異體蛋白質的食物，這樣可能會逐漸減輕新生兒的濕疹。

【特別提醒】新生兒濕疹可在不同時期採取不同的處理方法：急性期可用1％～4％的硼酸液濕敷或用雷佛諾爾氧化鋅軟膏外塗；亞急性期可每晚用溫水洗澡1次，然後外用爐甘石洗劑以止癢、消炎；慢性期用溫水洗淨皮膚後，外用0.5％的可的松冷霜類藥物或糠餾油軟膏。如果患病新生兒搔癢比較劇烈，可適量使用撲爾敏、賽庚啶、苯海拉明等藥，予以鎮靜、止癢、脫敏等。

新生兒腹瀉

專家分析 腹瀉病的病因可以分兩大類，即感染性腹瀉和非感染性腹瀉。引起非感染性腹瀉的原因是餵養不當、過敏性腹瀉、亂用抗生素，以及環境過冷或過熱。對於此類腹瀉，要注意膳食合理，科學餵養。例如吃奶量不要過多或過少，吃奶要定時，不吃涼奶或變質奶，奶中糖量不要過多，要合理使用抗生素，以及防止環境太冷引起腸蠕動增快、環境太熱使消化液分泌過少而引起腹瀉。

感染性腹瀉是由於病原體侵入腸道而引起的，其表現是新生兒的大便帶有黏液或膿血，氣味奇臭。此外，一些外科疾病也可以使新生兒出現腹瀉，如先天性膽道阻塞的新生兒大便呈灰白色，如果大便似果醬樣帶血時，則可能是腸套疊。

【特別提醒】新生兒剛開始便稀時不宜吃過多的奶水，而要減輕胃腸負擔，可以適當口服一些淡鹽水、維生素C和服用胃酶合劑，幫助恢復消化機能。如果經過一般治療後大便仍不見好轉，或水瀉達10餘次時，應抱新生兒去醫院診治。

新生兒膿皰疹

專家分析 新生兒膿皰疹是一種新生兒期常見的化膿性皮膚病，傳染性很強，容易發生自身接觸感染和互相傳播，常流行於新生兒室。新生兒膿皰疹通常發生在出生後第一週，一般發生在頭面部、尿布包裹區和皮膚的皺褶處，如頸部、腋下、腹股溝等處，也可波及到全身。由於新生兒皮膚非常細嫩，皮脂腺分泌旺盛，細菌容易堆積在皮膚表面，而且新生兒表皮的防禦功能也比較低下，當皮膚有輕度損傷時，就容易致病。新生兒膿皰疹的病原多來自母親、家屬或醫務人員不潔淨的雙手，或者新生兒使用了被細菌感染的衣服、尿布和包被等。在與有皮膚病腫、化膿性皮膚感染的成年人接觸後，或者母親患有乳腺炎時，新生兒的發病也增多。在氣候炎熱的夏天或包裹得太嚴，以及皮膚出汗多時更容易發生。輕症患病新生兒沒有全身症狀，重症患病新生兒常伴有發熱、吃奶不好、黃疸加重等症狀。新生兒膿皰疹如果及時治療，可以很快痊癒，否則容易久治不癒，甚至出現大膿皰，造成大片表皮剝脫。

【特別提醒】要保持新生兒的皮膚清潔，衣著要適宜，不要讓新生兒出汗過多。護理新生兒時動作要輕柔，要勤給新生兒剪指甲，以免新生兒抓破自己的皮膚。還應避免新生兒與有皮膚感染病的人接觸，護理新生兒前要認真洗手。

新生兒裹成「肉粽」

專家分析 很多人都習慣把新生兒用布、毯子、夾被、小棉被嚴嚴實實地包裹起來。這種包裹方式最終將新生兒裹成一個長長的小包裹，我們稱之爲「裹肉粽」。

現代育兒專家則認爲，將新生兒打包成「肉粽」存在許多弊病：

1．新生兒越小，生長越快。嚴實的包裹不但限制了新生兒手腳的運動，還限制了胸廓的運動；既限制了新生兒的體格生長，又限制了肺的功能發育。

2．新生兒四肢的運動受到限制，會妨礙大腦的發育。因爲感知覺是刺激大腦神經細胞發育必不可少的條件，包裹過嚴恰恰減少了新生兒獲得這些刺激的可能性。

3．在拉直下肢時，稍不注意就會造成新生兒髖關節脫位，而在襁褓中極不易發現這種脫位，可是等學站立、學走路時發現兒童跛行就已經晚了，早就已經對他造成了傷害。

4．不經常打開包裹，新生兒易患尿布疹、臍炎、皮膚感染、褶皺處糜爛等疾病，容易滋生細菌。

【特別提醒】 將嬰兒裹成肉粽存在很多弊端，已經不能適應新生兒發育和成長的需要，家長一定不要妨礙新生兒的健康成長。

新生兒經常用痱子粉

專家分析 有的新生兒很容易出汗，家長經常爲其擦上很多痱子粉，但其實新生兒應避免過量使用痱子粉，因爲痱子粉有如下缺點：

1．有些新生兒會對痱子粉過敏，尤其是在使用痱子粉時，容易弄得空氣中都彌漫著粉末，令新生兒呼吸困難。

2．新生兒嗅覺的感受與大人不一樣，不一定能接受痱子粉的香味。

3．痱子粉和汗水混合後會結成塊狀顆粒，在新生兒幼嫩的皮膚上不斷摩擦後反而容易損傷皮膚。

4．新生兒的皮膚細嫩而且容易被穿透，皮膚上的物質容易進入體內，所以新生兒在使用直接塗抹的外用物品時，要特別注意它的品質及含量。

【特別提醒】選用高溫消毒、粉質細膩、品質溫和而又安全有效的嬰兒爽身粉，會令新生兒感到涼爽舒適。

剃胎毛

專家分析 許多年輕的父母喜歡在嬰兒滿月以後就爲其剃胎髮、刮眉毛，以爲這樣做可以使嬰兒將來的頭髮和眉毛長得又黑又密，其實這種做法是缺乏科學依據的。中醫認爲「髮爲血之餘」，認爲只要人的身體好，頭髮就長得快、長得密，而如果身體不健康，頭髮就比較稀少甚至成片脫落，而且枯黃無光澤。另外，嬰兒的皮膚又薄又嫩，表皮的角質層發育不完全，而且由於嬰兒無知好動、不易配合，剃頭髮、刮眉毛時很容易損傷皮膚使細菌乘虛而入，從而引起皮膚化膿性炎症和其他感染性疾病。如果細菌進入皮膚的毛髮根部引起毛囊炎，還會影響嬰兒頭髮的正常生長，甚至引起脫髮。如果嬰兒的眉毛處發生感染、潰爛，潰爛癒後再結疤，那就再也長不出眉毛來了。

【特別提醒】父母們不要給滿月的嬰兒剃胎髮、刮眉毛，這樣做對嬰兒日後的毛髮生長是沒有任何益處的。一般來說，嬰兒在出生後的3～6個月中，頭髮和眉毛會自行脫落和更換，父母不必為此擔心。

寶寶衣服用洗衣粉洗

專家分析 洗衣粉的主要成分是烷基苯磺酸鈉，這種物質進入人體以後，對人體中的澱粉酶、胃蛋白酶的活性有著很強的抑制作用，容易引起人體中毒。如洗滌不淨，衣物上殘留的烷基苯磺酸鈉會給嬰兒造成危害。

【特別提醒】因此嬰兒衣服不宜用洗衣粉洗。

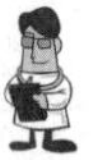

嬰兒急性喉炎

專家分析 嬰兒急性喉炎常發生於冬季，此病來勢猛、變化快，主要危害是能引起嬰兒喉部痙攣或喉部梗阻，嚴重時可危及嬰兒生命。喉頭位於咽部和支氣管之間，是人體呼吸的必經之路，嬰兒氣管的喉腔相對狹小，一旦黏膜及黏膜下層組織因炎症發生腫脹，聲門就會變窄或產生喉痙攣，從而就會出現喉梗阻，引起嚴重的呼吸困難。

嬰兒急性喉炎大多由細菌或病毒感染引起，症狀初起時像感冒，發熱、咳嗽，炎症蔓延侵襲喉頭時，可出現一種特殊的破竹樣的咳嗽聲，並多在夜間發生。患病嬰兒會突然憋醒、哭鬧，由於呼吸不暢，嬰兒吸氣時可出現胸骨上窩、鎖骨上窩和肋間隙的凹陷，同時伴有心跳加快、煩躁不安以及口唇青紫、鼻翼煽動等現象。病情進一步加重時，患病嬰兒會出現精神委靡、脈搏減弱、呼吸音減低的現象，此時並非病情好轉，而是呼吸梗阻引起的全身衰竭，如不及時搶救治療，就會危及嬰兒生命。

【特別提醒】父母如果發現嬰兒有咳嗽、流鼻涕等症狀，不久後又出現破竹一樣的咳嗽聲，千萬不要以為只是感冒而已，應該帶嬰兒到醫院檢查和治療，否則嬰兒可能會在很短時間內，發生喉痙攣和喉梗阻。急性喉炎只要及時發現和治療，一般在幾小時內就可有效控制病情，大多在1～2天內就會明顯好轉。

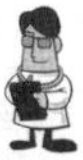

嬰兒在燈光下睡眠

專家分析 科學家通過研究發現，人處於自然光的照射下時，可以表現出規律性的生理節奏，但如果夜晚長時間地處於人工光源的照射下，人體內的生理時鐘則會受到干擾，導致肌體新陳代謝、生理節奏及生物化學系統都受到影響，久而久之就可能導致某些疾病的發生。

科學家們還發現，除太陽光以外的任何人工光源，都會產生一種微妙的光壓力，這種光壓力長期存在，會使人們尤其是嬰兒表現得躁動不安、情緒不寧，以致難以入眠。同時，讓嬰兒長時間在燈光下睡覺，還會使其晝明夜暗的自然規律受到干擾，進而影響網狀啓動系統，導致嬰兒的睡眠時間縮短、睡眠深度變淺，並且容易驚醒。如果嬰兒因此長期睡眠不足，還有可能妨礙中樞神經系統的保護性抑制，進而導致智力及語言障礙。除此之外，嬰兒長期在燈光下睡眠還會影響視力的正常發育。因爲熄燈睡眠的好處在於使眼睛和睫狀肌獲得充分的休息，如果長期在燈光下睡覺，光線會對眼睛進行持續不斷的刺激，使眼睛和睫狀肌得不到充分的休息，這樣很容易造成對嬰兒視網膜的損害，影響嬰兒視力的正常發育。

【特別提醒】當嬰兒睡覺時，父母務必要將室內的燈關掉，這樣做比室內的保暖和安靜更為重要。

嬰兒睡眠時使用電熱毯

專家分析 在初春和晚秋時節，室內有時會很冷，嬰兒在這種環境中可能會睡得不安穩。爲了使嬰兒睡得暖和及踏實些，有的父母會用電熱毯給嬰兒取暖。然而很多醫生發現，經常睡電熱毯的嬰兒容易煩躁不安、食欲不振及愛哭鬧，這是由於發生輕度脫水所致。因爲嬰兒的體表面積相對較大，電熱毯的加熱速度又比較快，當溫度增高時，嬰兒便會通過呼吸使體表失去不少水分，從而增加了身體不顯性的失水量，於是引起輕度脫水。更爲嚴重的是，一旦電熱毯的恒溫設置失去控制，還可能導致嬰兒死亡。

【特別提醒】父母最好不要給嬰兒使用電熱毯，如果室內有些冷，可以打開電暖氣或電暖風。如果使用電熱毯，就一定要掌握恰當的使用方法，即在臨睡前對電熱毯進行通電預熱，待嬰兒上床後便要及時切斷電源，切忌通宵達旦不斷電。當嬰兒出現哭聲嘶啞、煩躁不安等表現時，說明身體已經脫水，應該馬上停止使用電熱毯。白天父母應給嬰兒少量多次地餵些白開水，以補充身體失去的水分。

嬰兒過早學走路

專家分析 長期以來，人們普遍認爲嬰兒越早學走路就越健康，於是不少父母都提前讓嬰兒學走路，有的嬰兒在一週歲前就學會了走路。事實上，嬰兒在一週歲前是不適宜學走路的，應該先讓嬰兒學會爬行，否則會影響嬰兒視力的正常發育。嬰兒出生後視力發育還不健全，而爬行可以使嬰兒看清眼前近距離的東西，這樣有利於使嬰兒的視力健康、正常地發育。相反，過早地學會走路之後，嬰兒因看不清眼前較遠的事物，便會努力調整眼睛的屈光度和焦距來注視事物，這樣會對嬰兒嬌嫩的眼睛產生一種疲勞損害，反覆如此則可損傷視力，這就好比近視眼患者不戴眼鏡會使視力越發下降一樣。

另一方面，嬰兒學爬行一般是在室內進行，這樣可以避免室外強光對眼睛的直接刺激，而學走路一般是在室外進行，這樣強光便不可避免地對嬰兒的眼睛造成損害。當室外的強光進入嬰兒的眼體時，會損傷結膜或角膜，抑制結膜或角膜的細胞分裂，使嬰兒產生眼部異物感、刺痛、畏光、流淚等症狀。

【特別提醒】室外陽光中的紫外線和紅外線會直接侵入嬰兒眼內，由於紅外線具有較強的加熱作用，當視網膜細胞吸收陽光中的紅外線並在視網膜內聚集時就會使視網膜溫度迅速上升，導致嬰兒視網膜遭受紅外線損傷，主要症狀有視物模糊、視力下降等。

嬰兒厚衣

專家分析 嬰兒對冷暖的自我調節能力差，於是衣著的厚薄起到了輔助調節的作用。由於許多父母擔心嬰兒受涼感冒，往往過分爲嬰兒添加衣物保暖，殊不知衣著太厚照樣也會引發感冒。

除先天體質差之外，正常嬰兒衣著過厚會使汗孔張開，這就給風寒的入侵創造了條件，而衣被適當地薄一些，嬰兒的汗孔就會相對閉合，風寒則不易侵入，這就是嬰兒衣著越厚反而越易受涼的原因。

【特別提醒】父母應按氣溫增減嬰兒的衣被，力求冷暖適宜。

嬰兒多食

專家分析 嬰兒發育迅速，所需的營養比成人多，而且臟腑嬌嫩，消化能力弱，如果飲食沒有節制或饑飽無度，容易消化不良而出現嘔吐和腹瀉。乳汁進入嬰兒的胃以後，大約2個小時才能完全被消化和吸收，所以給嬰兒餵奶的時間間隔不宜短於3個小時。嬰兒半歲之後可每隔4小時餵一次奶，並逐漸取消夜間哺乳，增加輔助食物，相應減少乳品。

【特別提醒】夏季氣候炎熱，嬰兒的消化能力更弱，父母不宜輕易改變或增加嬰兒的食物，而且增加的食物量應隨著嬰兒的年齡和需要漸增，但飲食間隔時間不宜太短。

嬰兒常聽音樂

專家分析 專家表示，在嬰兒牙牙學語的年紀，父母不能每天長時間給嬰兒聽音樂，否則嬰兒會喪失學習語言的環境，久而久之就會失去學習語言的興趣，從而養成沉默孤僻的個性。

還有人認爲，嬰兒不宜長時間聽節奏明快、優美動聽的身歷聲音樂。這是因爲嬰兒的聽覺器官正處在發育階段，鼓膜、中耳聽骨，以及內耳聽覺細胞都很脆弱，對聲波的敏感度很強，容易發生聽覺疲勞，甚至使聽覺器官受損。醫學家認爲，聽身歷聲音樂或使用身歷聲耳機的嬰兒，年齡越小，聽覺器官受到的損害就越嚴重。

【特別提醒】父母在給嬰兒聽音樂時要十分慎重，一是不能讓嬰兒長時間聽音樂，二是不能給嬰兒聽身歷聲音樂，更不要讓嬰兒用耳機聽，否則不僅不能發揮音樂對嬰兒的良好作用，還會對嬰兒的正常發育造成危害。

嬰兒常睡懶覺

專家分析　一些父母認爲多睡覺有益於嬰兒的生長發育，於是對嬰兒睡懶覺採取放任的態度。事實上，嬰兒睡懶覺不但對生長沒有好處，還存在以下弊病：

1．**打亂生理時鐘節律**。正常人體的內分泌及各種臟器的活動有一定的晝夜規律，這種生物規律調節著人體本身的各種生理活動，使人在白天精力充沛，夜裏睡眠安穩。如果嬰兒白天睡懶覺，就會擾亂體內的生理時鐘節律，使內分泌激素出現異常。長期如此，嬰兒會精神不振，情緒低落。

2．**影響胃腸道功能**。嬰兒吃早飯的時間一般在早上7點左右，此時前一天晚飯的食物已經基本消化完畢，胃腸會因饑餓而收縮。嬰兒睡懶覺後會推遲吃早飯的時間，時間一久容易患慢性胃炎、潰瘍等病，也容易引起消化不良。

3．**影響肌肉的興奮性**。經過一夜的休息之後，早晨的肌肉比較放鬆。嬰兒睡醒後立即起床活動，可以使血液循環加劇，血液供應增加，有利於肌肉纖維增粗。而睡懶覺的嬰兒，肌肉組織長時間處於鬆緩狀態，肌肉修復差，代謝物未能及時排除，起床後會感到腿部酸軟無力。

4．**影響記憶力**。應該培養嬰兒早睡早起的良好生活習慣，即使是在節假日也要保持正常的生活規律，按時睡覺、按時起床，這樣可以使嬰兒保持蓬勃的朝氣和健康的身心，還能促進記憶力的發展。

【特別提醒】如果由於一些原因使嬰兒前晚睡眠不足，可以在次日適當補充睡眠，但最好讓嬰兒養成按時睡覺的習慣。

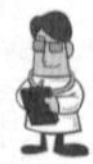

猛烈搖晃嬰兒

專家分析 當嬰兒啼哭時，父母可以給他換尿布、餵奶，還可以將他抱在懷裏輕輕搖晃安慰，如果嬰兒還是不停地啼哭，父母可以抱著他到室外去轉一轉。但無論如何，父母都不能用兩隻手抓住嬰兒猛烈地搖晃，因爲搖晃會給嬰兒造成嚴重的神經損傷，一般是腦神經損傷伴隨眼底出血，有時是其他損傷。這是由於嬰兒大腦的體積小於其顱腔的體積，而且是漂浮在液墊上的，當嬰兒受到猛烈的搖晃時，大腦中的組織有的要加速運動，有的要減速運動，這樣就形成了一種剪切力，正是這種剪切力會給嬰兒的大腦造成損傷。人們給這種損傷起了個名字，叫做——「受搖晃嬰兒綜合症」。

用力撞擊嬰兒的頭顱也會給他的大腦造成損傷。因爲嬰兒的頭顱相對於身體其他部位要大、要重，而嬰兒在一歲前是不會抱住頭顱做自我保護的，因此，受到用力的撞擊後，嬰兒的顱腔內會形成一股巨大的力量，從而使大腦與頭骨相撞擊，受到撞擊的大腦部位會出現水腫，周圍血管也會破裂，形成硬膜下血腫（即在腦膜和大腦表面之間的血腫）和視網膜出血等症。

【特別提醒】父母在抱嬰兒時也要注意護住嬰兒的頸部，因為嬰兒頸部的肌肉非常脆弱，難以支撐幅度較大的搖晃，和沉重的頭部重量。

向空中拋舉嬰兒

專家分析 嬰兒的到來給家庭帶來了不少歡樂，有的父母爲了表達喜悅的心情，喜歡把嬰兒向空中拋舉。但是專家提醒父母，千萬不要將嬰兒向空中拋舉，因爲這樣的逗樂方法一不小心就會引起嬰兒腦損傷。嬰兒頭部的重量占體重的比例相對大一些，頸部的肌肉又比較脆弱，支撐頭部的力量就比較弱。如果晃動或高高拋起嬰兒，容易使嬰兒的頭部受到震動，造成毛細血管破裂形成血腫。血腫會使大腦四周出現一層薄膜，如果不及時動手術去掉這層薄膜的話，就會影響嬰兒大腦的正常發育，將來還可能造成智力低下。

【特別提醒】這種病變沒有明顯的症狀，一般很難及時診斷出來，所以父母在逗嬰兒時，千萬不能將嬰兒高高地拋舉。

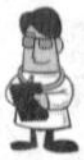

嬰兒不穿襪子

專家分析 嬰兒的末梢循環比較差，當環境溫度略低時，嬰兒的小腳就會變得冰涼。這時父母應該給嬰兒穿上襪子，這樣既可以達到保暖作用又能使嬰兒覺得舒服。隨著嬰兒月齡的增長，嬰兒喜歡手舞足蹈或亂蹬亂踢，這樣一來，損傷皮膚和腳趾的機會也增多了，有的嬰兒甚至會蹭破足跟部位的皮膚，穿上襪子就可以減少這些損傷的產生。此外，隨著嬰兒一天天地長大，皮膚接觸外界環境的機會也越來越多，一些髒東西如塵土等有害物質，就容易通過嬰兒嬌嫩的足部皮膚侵害身體，增加受到感染的機會，給嬰兒穿上襪子就可以起到清潔衛生的作用，同時還能防止蚊蟲的叮咬。

【特別提醒】一定要給嬰兒選擇透氣性好、柔軟的棉襪，襪子的大小要合適，還要經常換洗。

嬰兒過早添加澱粉輔食

專家分析 有些嬰兒出生後食欲旺盛，半夜三更常出現饑餓性哭鬧，於是有些父母對澱粉類輔食情有獨鍾，認爲它既有營養又能滿足嬰兒的食欲。但出生四個月的嬰兒，唾液腺的發育尚未成熟，不僅口腔唾液分泌量少、澱粉酶的活力低，而且小腸內胰澱粉酶的含量明顯不足，如果這時盲目添加澱粉類輔食，常常會適得其反，導致嬰兒消化不良。而且過多攝入澱粉勢必影響蛋白質的供給，造成嬰兒虛胖，情況嚴重的還會出現營養不良性水腫。此外，過早添加澱粉類食品還會直接影響乳類中鈣、磷、鐵等營養物質的供給，對嬰兒的正常發育產生不利的影響。

【特別提醒】給嬰兒添加的輔食應該多樣化，以全面補充嬰兒需要的各種營養，尤其特別要注重微量元素的攝取。

奶量充足就不添加輔食

專家分析 所謂輔食（副食），是指母乳以外的其他食品。有些媽媽在這個時期分泌的奶量仍很充足，孩子吃都吃不完，覺得沒有必要添加輔食，其實這種看法是錯誤的。這個時期，即使提供的奶量比較充足，但乳汁所含的營養素已不能滿足嬰兒生長發育的需要了。一旦過了這個時期仍未開始添加輔食，不但會導致嬰兒營養不良，還容易使嬰兒出現「戀乳」現象，使斷奶變得困難。

【特別提醒】母乳餵養的嬰兒，一般從4～6個月開始就該添加輔食了。

餵養寶寶只用軟食，不用硬食

專家分析 有很多父母認爲，寶寶咀嚼能力不強，只給寶寶餵一些稀飯、麵湯、米粉之類口感較軟的食物，其實這是不對的。其主要原因如下：

1．**軟食營養不足**：輔食過稀、過軟、太簡單、飲食結構不合理等，都是造成我國嬰幼兒營養不良症的發生率較高的重要因素之一。

2．**咀嚼硬食有好處**：咀嚼能促進面部肌肉運動，這種運動可以加速頭面部的血液循環，增加大腦的血流量，使腦細胞獲得充分的氧氣和養分供應，讓寶寶大腦的反應更加靈敏。勤咀嚼還有助於視力發育。常吃軟食的寶寶視力要差一些，而常吃硬食則可以有效預防近視、弱視等眼疾的發生。此外，高度的咀嚼功能是預防錯牙和畸形牙，最自然有效的方法之一。

3．**有助於頜骨與牙齦的正常發育**：寶寶出生後四個月，頜骨與牙齦就已經發育到了一定的程度，已經足以咀嚼半固體食物了。乳牙萌出後，寶寶的咀嚼能力會進一步增強，此時應相應地增加食物的硬度，讓寶寶多練習咀嚼，這樣有利於牙齒、頜骨的正常發育。

【特別提醒】寶寶應該從6個月開始逐步添加輔食的數量、硬度和品種。6個月的寶寶應適量吃些泥狀和半固體食物，12個月的寶寶就可以吃一般家庭的普通食物了。同時，要隨著寶寶年齡的增長而增加輔食餵養的次數，6～8個月每日餵輔食2～3次，9～11個月每日3～4次，12～23個月在兩餐之間可增加有營養的零食，如水果、帶花生醬的餅乾等，每日1～2次。

餵寶寶咀嚼過的食物

專家分析 有些家長認爲寶寶的腸胃功能還不成熟，給寶寶餵食咀嚼過的食物更易於消化吸收。人體口腔本身就是一個多菌的環境，給嬰幼兒餵養咀嚼過的食物，易將成人口腔中的細菌傳給嬰幼兒。

【特別提醒】為避免病菌傳染，給寶寶餵食時可餵易於咀嚼消化的食物，最好不要餵寶寶咀嚼過的食物。

用牛奶加米湯餵寶寶

專家分析 目前，許多家長在牛奶中摻些米湯、米糊等給孩子吃。要知道，這種吃法是很不科學的。有人做過實驗，將牛奶與米湯混合後分別置於各種溫度下，結果維生素A損失的程度很驚人。食品學記載，維生素A不宜與澱粉混合。孩子如果長期攝入維生素A不足，會導致發育遲緩，體弱多病。

【特別提醒】餵養孩子最好把牛奶、奶粉與米湯等分開來吃。

把煮好的牛奶存放在保溫瓶裏

專家分析 有的嬰兒晚上要喝牛奶，年輕父母爲圖省事，臨睡前就將牛奶煮開放入保溫瓶，半夜倒出給嬰兒喝。這種做法是不對的。隨著時間的推移，保溫瓶中的溫度逐漸下降，待下降到某一溫度時，保溫瓶裏空氣中的一些雜菌便會進入溫度適宜的牛奶中繁殖。牛奶富含蛋白質和糖，最適合細菌生長，細菌在牛奶中約20分鐘繁殖一次，3～4小時之後，保溫瓶中的牛奶就開始變質。這時牛奶外觀並無明顯改變，口感異味也不明顯，家長不易察覺。而用這種奶餵嬰兒往往會引起嬰兒腸道感染，出現腹脹、腹瀉、消化不良，甚至食物中毒。

【特別提醒】牛奶應隨煮隨吃，奶粉即沖即喝，不可留到下一頓。

用優酪乳餵養嬰兒

專家分析 優酪乳雖然是一種有助於消化的保健飲料，但不能隨意用來餵養嬰兒。這主要是因爲優酪乳中的乳酸菌雖然能夠抑制和消滅很多病原菌，但同時也會破壞對人體有益的正常菌群的生長條件，還會影響正常的消化功能。尤其是罹患胃腸炎的嬰兒及早產兒，如果讓他們飲用過多的優酪乳，可能會引起嘔吐和壞疽性腸炎。

【特別提醒】當嬰兒發生厭食時，可以適當餵些優酪乳。優酪乳一般都存放在冷藏櫃裏，餵給嬰兒之前最好先拿出來，使恢復常溫再餵嬰兒。

嬰兒服用蜂蜜

專家分析 蜂蜜不但甜美可口，而且含有豐富的維生素、葡萄糖、果糖、多種有機酸，和對人體健康有益的微量元素，是一種營養豐富的滋補品。因此不少父母喜歡在溫開水中加入蜂蜜，然後給嬰兒飲用，目的是爲了給嬰兒增加營養並使其大便通暢。但是，蜂蜜中可能存在肉毒桿菌芽胞，嬰兒食用後容易引起食物中毒。

蜂蜜在釀造、運輸與儲存過程中，常會受到肉毒桿菌的污染，而肉毒桿菌的芽胞適應能力很強，它在100℃的高溫下仍然可以存活。嬰兒的抗病能力差，容易使食入的肉毒桿菌在腸道中繁殖並產生毒素，而嬰兒肝臟的解毒功能又差，常常引起肉毒桿菌性食物中毒。飲用蜂蜜中毒的嬰兒可出現遲緩性癱瘓、哭聲微弱、吸奶無力、呼吸困難等等的症狀。

【特別提醒】為了嬰兒的健康，父母不宜讓一歲以內的嬰兒服用蜂蜜，以免引起不良反應。成年人的抵抗力比較強，食用蜂蜜後，肉毒桿菌芽胞不會在體內繁殖發育成肉毒桿菌和產生肉毒素，因此不會發病。蜂蜜最好用溫開水來沖服，過熱的水會破壞蜂蜜中的營養成分。

讓嬰兒飲茶

專家分析 茶葉中含有400餘種化學成分，主要有咖啡鹼、茶鹼、可可鹼、膽鹼、黃嘌呤、鞣酸、兒茶酸、矽酸、多種氨基酸、多種維生素，以及鈣、磷氟、碘、錳、銅、鋅、硒、鍺、鎂等多種礦物質。現代中西醫藥理研究表明，適量飲茶可以消脂減肥、美容健身，茶水還具有抗菌解毒、抗禦原子能輻射、增強微血管的彈性、預防心血管病、興奮神經系統、加強肌肉收縮力等功效。但對於嬰兒來說，飲茶是毫無益處的，因爲咖啡鹼會使大腦的興奮性增高，嬰兒飲茶後常常不能入睡，還會出現煩躁不安、心跳加快、血液循環加快等現象，加重心臟的負擔。茶水還具有利尿作用，而嬰兒的腎臟功能還不完善，飲茶後嬰兒尿量增多還會影響腎臟的功能。

【特別提醒】飲茶還容易使嬰兒發生缺鐵性貧血，美國一項調查研究表明，飲茶的嬰兒發生缺鐵性貧血的機率，明顯高於從未飲茶的嬰兒。

豆漿代替牛奶餵嬰兒

專家分析 牛奶或者是嬰兒配方奶粉中富含八種必需氨基酸，而且各種氨基酸比例恰當，最適合人體需要；豆漿中蛋氨酸、蘇氨酸含量較低，非必需氨基酸含量相對較高。豆漿的營養無法滿足嬰兒成長需要，與牛奶相比，鐵質是牛奶的5倍，而脂肪不及牛奶的30%，鈣質只有牛奶的20%，磷質約爲牛奶的25%。

【特別提醒】不宜用豆漿代替牛奶餵養嬰兒。

用飲料替代嬰兒喝的白開水

專家分析 碳酸飲料、果汁、果凍等已經成爲都市嬰兒消費的主流，有的嬰兒一天不喝飲料都不行，一方面是因爲喜歡這種酸酸甜甜的口味，另一方面則是父母的錯誤認識，使不少嬰兒從小就養成了偏愛飲料的習慣。

碳酸飲料大多以糖、香精、色素加水製成，有些還含有咖啡因，它的味道清爽甘甜，但過多飲用碳酸飲料會使嬰兒攝入過多的糖分，而且碳酸還會產生大量的二氧化碳，對嬰兒身體的內環境有很不利的影響，同時也易因飽脹感而影響嬰兒的食欲，喝過多的碳酸飲料還會造成嬰兒體內鈣質的流失。有研究表明，在偏愛碳酸飲料的嬰兒中，約有60%因缺鈣而影響了正常的發育。特別是可樂型的飲料，因爲它的磷含量過高，過量飲用會導致嬰兒體內鈣、磷比例失調，造成發育遲緩。

營養型飲料因爲加入了果汁或牛奶，而被父母認爲既能滿足嬰兒的食欲，同時又可以補充營養。其實這些飲料的營養價值並不高，營養元素的含量比天然食品低很多，而且，大多數飲料中添加了防腐劑、穩定劑和香精、糖精等對嬰兒有害的物質，所以嬰兒不宜多喝。

【特別提醒】大量事實證明，最經濟實用而且適宜嬰兒的飲品莫過於白開水了。白開水對人體的新陳代謝有著十分理想的生理活性，不但能及時清除代謝過程中產生的廢物，還能提高嬰兒的耐受能力和抗病能力，使嬰兒不易產生疲勞感。3歲以內的兒童最好不要喝飲料，而且補水也應該「少量多餐」，即每次飲水量要控制在100毫升左右，每天的補水量以1500毫升左右為宜。

嬰兒過量服用魚肝油

專家分析 魚肝油含有維生素A、維生素D，可以預防小兒佝僂病，所以有的家長把魚肝油當成補品，認爲既然是補品，多吃沒有關係，其實這是錯誤的理解。服用魚肝油過量可引起發熱、嗜睡、嘔吐等急性中毒症狀，慢性中毒症狀表現爲食欲不振、脫毛、脫髮、搔癢症、四肢疼痛。

【特別提醒】嬰兒不宜過量服用魚肝油。

嬰兒食用人參補養

專家分析 人參是一種滋補強壯藥物，唯有虛損才宜進補，所以健康無病的嬰兒切不可濫用。中醫學認爲，小兒的生理特點是——「臟腑嬌嫩，形氣未充，陰常不足，陽常有餘」。通俗地說，嬰兒的分化發育尚未完善，特別是離母體不久的新生兒，全身各系統的功能都尚未健全，新陳代謝卻極爲旺盛，有大量的代謝產物要從尿中排泄。若灌服參湯，會對其他臟腑尤其內分泌系統的正常活動產生干擾，致使代謝增高與尿量減少同時出現，體內許多廢物排不出去。此外，幼兒心腑在功能尚未健全的時候，倘若受到人參中強心甙的刺激，必然會遭到損害。

【特別提醒】中醫學有「少不服參」之說，生機勃勃的純陽之體，本身的免疫力已經足夠強，不必再服用人參進補，否則非但無益，反而有害。

不注意給寶寶剪指甲

專家分析　有人認爲嬰兒的指甲不能剪，剪了會傷「元氣」。有的父母看到嬰兒的手小小的，皮膚也很嬌嫩，也怕剪指甲傷到孩子，所以也不給孩子剪指甲，任其長得長長的，這樣對小兒的健康很不利。嬰兒的手整天東摸西摸閒不住，容易沾上細菌，特別是指甲縫，簡直是細菌、微生物及病毒藏身的大本營。嬰兒又總是愛吮自己的手指，這樣細菌就很容易被吃到肚子裏去，從而引起腹瀉或患寄生蟲病。如果小兒指甲長了，還容易抓傷自己嬌嫩的皮膚，手上的細菌也會乘機而入，引起炎症。

【特別提醒】給嬰兒剪指甲時，注意不要剪得太短，以免損傷皮膚，引起感染和影響小兒正常的活動。如怕損傷小兒手指，可在小兒睡覺或吃奶時剪。剪下來的指甲屑應

清除乾淨，防止遺落在衣被內劃傷小兒的皮膚。

給寶寶拍照用閃光燈

專家分析 年輕的父母都喜歡給小寶貝拍照，如滿月留念、百日紀念、週歲留影等。由於嬰兒幼小，不便外出拍照，大多在室內用閃光燈拍照。這樣拍照會損害嬰兒的眼睛。初生嬰兒眼球尚未發育成熟，非常怕光。如果用閃光燈對準嬰兒拍照，強烈的光束會刺激嬰兒的眼睛，哪怕是1/50秒的電子閃光燈，也會損傷嬰兒眼球中對光異常敏感的視網膜。閃光燈距離越近，對其傷害程度越嚴重。

【特別提醒】應避免給嬰兒拍照時使用閃光燈。

寶寶吹風扇

專家分析 在炎熱的夏天，有些年輕媽媽爲給孩子消暑，用電風扇給嬰幼兒吹風，這樣做對孩子健康是不利的。與成年人不同，嬰兒的皮膚嬌嫩，毛細血管非常豐富，體溫調節中樞發育還不完善，調節功能差，而電扇風源集中，風力較大，風吹到的部位毛細血管收縮，汗水蒸發較快；吹不到的部位毛細血管繼續擴張，汗毛孔仍然敞開向外散發，這就使體溫調節中樞和血液循環中樞失去平衡，易引起感冒、頭痛、發熱、咳嗽等病症。

【特別提醒】不要用電扇給嬰兒吹風。如果天氣太熱，嬰兒出汗很多，可用乾毛巾擦汗，或用溫水洗澡，皮下血管遇熱擴張，身體內的熱量便可散發。也可用扇子輕輕扇一扇，這樣的風比較溫和，嬰兒也比較容易接受。

抱著寶寶看電視

專家分析 有些年輕的媽媽經常抱著嬰兒看電視，這樣做對嬰兒的健康非常有害。電視機螢光幕在高能電子束撞擊下會產生X線，尤其彩電，產生的射線更多。據科學測知，與成年人相比，嬰兒對X線敏感得多。嬰兒如果經常受到X線的照射，會引起厭食症，並影響生長發育，甚至影響智力發育。

【特別提醒】抱著嬰兒看電視是不適當的，應儘量避免。

寶寶經常吮指

專家分析 嬰幼兒吮指時會吃進各種寄生蟲卵、病菌，還會使嬰幼兒失去大量唾液，使胃黏膜抵抗能力受到影響，時間長了會患小兒潰瘍病。此外，嬰兒常習慣吸吮一側的拇指，易使同側上牙向外、下牙向中間移動而相互錯位。

【特別提醒】父母應想方設法讓小兒改掉吮指的不良習慣。

摟著寶寶睡

專家分析 不少媽媽擔心寶寶在睡眠中發生意外，常常摟著寶寶睡覺。其實，這樣做恰恰增加了發生意外的機會。摟著睡會使寶寶難以呼吸到新鮮空氣，吸入的大多是被子裏的污穢空氣，相當容易生病；還可能使寶寶養成醒來就吃奶的壞習慣，不易形成定時餵養，從而妨礙寶寶的食欲與消化功能；限制了寶寶睡眠時的自由活動，難以舒展身體，影響正常的血液循環；如果媽媽睡得過熟，不小心堵塞了寶寶的鼻孔，還可能造成窒息等嚴重的後果。

【特別提醒】從寶寶一出生，就應積極鼓勵他獨自入睡，並盡早養成習慣。

讓寶寶過早坐立走

專家分析 有的年輕父母總想過早地讓孩子坐、立、走，這樣對嬰幼兒的生長和發育是不利的。剛出生的新生兒脊柱是直的。新生兒在3個月時會抬頭，脊柱出現第一個彎曲；6個月時會坐，脊柱出現第二個彎曲；12個月時會站立行走，脊柱出現第三個彎曲。這些彎曲便構成了人體正常的生理曲線。嬰兒過早被扶坐，會引起駝背，即探肩；過早被扶站，會引起臀部後突，即撅臀；過早行走，會引起下肢畸形，出現O型腿。嬰幼兒的骨骼中膠質多，鈣質少，骨骼柔軟，容易變形，尤其是下肢肌肉和足弓的小肌肉群發育還不完善，如果過早地學走路，身體的重量全部由兩腿支援，重心部位落到腳掌心上，時間長了，容易把腿壓彎，還容易形成扁平足。

【特別提醒】嬰幼兒不宜過早坐、立、行走。

長時間抱著寶寶

專家分析 把孩子經常抱在手上，這對孩子的正常發育會造成很大危害。嬰兒的骨骼發育非常快，可塑性很強，經常抱著孩子會使孩子的肢體活動量減少，血液流通受阻，影響各種營養物質的輸送，嚴重妨礙骨骼肌肉的發育。常抱孩子走路還容易使孩子大腦受到震動，加上強烈的光線、色彩和噪音等刺激，使孩子長時間處於興奮狀態，心肺負擔加重，身體抵抗力下降，很容易導致疾病發生。另外，嬰兒的胃呈水準位，如果餵奶後立即抱起則會引起吐奶。

【特別提醒】嬰兒不宜久抱，應盡可能地讓寶寶自己活動。

斷奶過晚

專家分析 斷奶過晚是我國農村普遍存在的問題。在人們的觀念中，認爲延長母乳餵養期可爲嬰兒提供豐富的營養，預防因斷奶、食品的污染和配方不合理引起的腹瀉等疾病及營養不良。事實並非如此，哺乳期過長會導致小兒營養不良，也會使孩子失去了學習探索新事物的機會。實驗表明，哺乳時間過長的幼兒大多不願再多吃別的食物。

【特別提醒】一般來說，哺乳時間以6～10個月為宜。

新買的嬰兒裝不洗就穿

專家分析 新買的衣服看上去乾淨，但到我們手裏之前，從下料、剪裁、縫製、包裝、運輸直至批發到各商場售貨點，需要經過許多環節，而各個環節都有可能被致病菌污染，或接觸到有毒、有害物質，而這些有毒有害物質又常常是人們肉眼看不見的。嬰幼兒肌體免疫功能低下，皮膚十分嬌嫩，抵禦能力差，尤其新生兒皮膚角化層薄，表皮又缺乏溶菌素，如果不將新買的衣服中殘留的有害物質——甲醛清洗乾淨，吸附在衣料表面的甲醛可直接刺激嬰兒皮膚，從而致病。新衣服中釋放出的甲醛還可直接刺激肌體而引起咳嗽。

【特別提醒】新買來的服裝應充分洗滌後再給嬰幼兒穿，這樣才能保證嬰兒的安全和衛生。

嬰兒中耳炎

專家分析 中耳炎是嬰兒期比較常見的一種疾病，而且在患病早期一般較難發現。因爲嬰兒還不會用語言來表達，只會用手撓耳朵，等父母注意到時，嬰兒已經患上了中耳炎。當嬰兒病情嚴重時，會常常哭鬧不安、拒食，並常有以手抓耳的動作，如不及時治療將會嚴重影響嬰兒的聽力發育。因此，父母應該注意生活細節，積極預防嬰兒中耳炎。

【特別提醒】戒除不良生活習慣也是預防中耳炎的重要措施。有些父母喜歡為嬰兒掏耳朵，但所用的工具，如髮夾、牙籤和大頭針等，不但未經消毒，而且十分尖銳鋒利，稍不留神就會刺破嬰兒的皮膚和耳膜，從而導致中耳炎。

尿布性皮炎

專家分析 嬰兒常常會患上尿布性皮炎，這是由於被大小便污染了的潮濕尿布長時間與嬰兒的皮膚接觸，尿液中的尿素刺激皮膚表面或糞便中的細菌分解產生的氨刺激皮膚而引起的。腹瀉患兒的稀便對皮膚的刺激性很大，也能促使本病的發生，病變部位的皮膚可能發生斑疹、丘疹、水泡疹、糜爛、潰瘍，如果細菌感染還可能發生膿皰。

【特別提醒】預防尿布性皮炎要及時為嬰兒更換尿布，尤其是當嬰兒腹瀉時，尿布更應及時更換，並要及時清洗臀部，並在局部塗以鞣酸軟膏或氧化鋅油膏。清洗尿布用的洗滌劑要漂洗乾淨，注意不要使用鹼性強的肥皂，最好用開水燙洗，並將尿布放在陽光下曬乾，有條件的家庭可使用市面上出售的紙尿褲。

讓寶寶含著乳頭睡覺

專家分析 有些年輕媽媽爲了哄嬰兒睡覺，常常把乳頭放在嬰兒嘴裏，讓嬰兒邊吃奶邊睡覺，結果，往往嬰兒睡著了，嘴裏還含著乳頭，這種做法是不適當的。嬰兒鼻腔狹窄，睡覺時常常口鼻同時呼吸，含乳頭睡覺將有礙口腔呼吸。另外，若母親睡著了，乳房容易把孩子口鼻同時堵住，會造成嬰兒窒息。經常讓嬰兒含著乳頭睡覺，還容易使母親的乳頭裂開，並且容易養成嬰兒離開乳頭就睡不著覺的壞習慣。

【特別提醒】從嬰兒小時候起，就不要讓他們含著乳頭睡覺。

讓寶寶俯睡

專家分析 研究發現，嬰兒猝死綜合症與睡眠姿勢有關，特別是顏面朝下俯睡最具危險性。原因在於嬰兒一般不會自己翻身，並且不能主動避開口鼻前的障礙物，因而呼吸道受阻時，只能吸收到很少的空氣而缺氧；加上消化器官發育不完善，當胃蠕動、胃內壓增高時，食物就會反流，阻塞本已十分狹窄的呼吸道，造成嬰兒猝死。

【特別提醒】據專家調查，寶寶最安全的睡姿是仰睡，此種睡姿可使其呼吸道暢通無阻，一定程度上避免了嬰兒猝死。據統計，在美國自從推廣了仰睡法後，曾居高不下的嬰兒猝死綜合症的發生率，即大幅度下降，從每年死亡約五千人下降到不足三千人，值得媽媽們借鑒。

讓寶寶蒙頭睡

專家分析 在冬春氣溫較低的季節，媽媽爲讓寶寶暖和，常將寶寶頭部蒙在棉被下，這樣做有兩大危害：被窩濕度較高，寶寶代謝旺盛，容易誘發悶熱綜合症，會讓寶寶大汗淋漓，甚至發生虛脫，還容易引起呼吸困難或窒息。

【特別提醒】寶寶睡覺時，應將頭部露在被子外面，以防發生不測。

讓寶寶裸睡

專家分析 夏天氣溫高，一些媽媽便將寶寶衣褲脫光，讓寶寶光著小身子睡覺，以求涼爽。然而小寶寶體溫調節功能差，容易使身體受涼，特別是腹部一旦受涼，可使腸蠕動增強，因而導致腹瀉發生。

【特別提醒】即使炎夏也不可裸睡，胸腹部最好蓋一層薄薄的衣被，或帶上小肚兜（尤其是肚臍不能遭受風寒）。

寶寶的床鋪得太軟

專家分析 許多人喜歡將嬰幼兒的床鋪得很軟，覺得只有這樣睡覺才舒服暖和。

實際上，睡軟床雖然舒服，但也有許多缺點。在軟床上睡覺，尤其是仰臥睡時，增加了脊柱的生理歪曲度，使脊柱附近的韌帶和關節負擔過重，時間長了，容易引起腰部不適和疼痛。床鋪過軟也容易養成蒙被睡覺的習慣，時間一長，被窩裏的氧氣越來越少，造成缺氧，使大腦得不到充分休息。此外，由於嬰幼兒骨骼硬度小，容易變形，若是長期在軟床上側睡，很容易就會造成脊柱側突畸形。

【特別提醒】嬰幼兒不宜睡軟床。

寶寶的枕頭過高或過低

專家分析 新生兒的脊柱爲直線形，人在平躺時背和腦都是在一個平面上，而且嬰兒的頭幾乎與肩寬相等，平躺和側躺都很自然。爲了防止吐奶，嬰兒上半身可略墊高1釐米。當嬰兒長到3～4個月的時候，頸部脊柱開始向前彎曲，睡覺時可枕1公分左右高度的枕頭。長到7～8個月的時候開始學坐，嬰兒此時胸部脊柱開始向後彎曲，肩也發育增寬，睡覺時應枕3公分左右高的枕頭。枕頭過高、過低都不利於孩子睡眠，常枕高枕頭容易形成駝背。

【特別提醒】枕頭應以蕎麥皮、蘆花等作為裝填物，不可過硬。如果能用綠豆衣、泡過水後曬乾的茶葉和草決明等中藥材混合裝填枕心，不僅軟硬合適，還有防暑明目的作用。

寶寶的睡眠姿勢固定不變

專家分析 新生兒從早到晚幾乎都處在睡眠或半睡眠狀態，採取什麼樣的睡姿更有利於健康，這個問題非常重要。睡姿是直接影響其生長發育和身體健康的重要問題，新生兒的睡姿不宜固定不變，應經常變換體位，更換睡眠姿勢。新生兒出生後仍會保持胎內姿勢，四肢仍屈曲，爲使在產道咽進的水和黏液流出，生後24小時以內要採取低側臥位。側臥位睡眠既對重要器官無過分的壓迫，又利於肌肉放鬆，萬一嬰兒溢乳也不致嗆入氣管，是一種應該提倡的小兒睡眠姿勢。但是新生兒的頭顱骨縫還未完全閉合，如果始終或經常朝一個方向睡，可能會引起頭顱變形。例如長期仰臥會使孩子頭型扁平，長期側臥會使孩子頭型歪偏，這些都會影響外觀儀表。

【特別提醒】正確的做法是經常為寶寶翻身，變換體位，更換睡眠姿勢。吃奶後不要仰臥，要側臥，以減少吐奶。左右側臥時注意不要把小兒耳廓壓向前方，否則耳廓經常受摺疊也易變形。

讓寶寶睡在空調房中

專家分析 夏天天熱時，有些年輕父母怕孩子受熱，讓孩子睡在裝有空調的房間裏。醫學專家提醒家長，小兒是不宜睡空調房的。嬰幼兒呼吸道的發育尚未完善，生理功能尚未健全，在空調間睡覺很容易受冷而致病。嬰幼兒體溫調節功能不全，對冷較敏感，容易受涼感冒。空調房間空氣不新鮮，負氧離子數量明顯減少，陽離子過多，病原微生物容易孳生繁殖，常可侵犯嬰幼兒而使其致病。

【特別提醒】小兒是不宜睡空調房的。

寶寶生活的環境太嘈雜

專家分析 嬰幼兒的成長需要一個安靜而舒適的生活環境，嘈雜的環境和噪音，對嬰幼兒的正常發育有極大的危害。

嬰幼兒的中樞神經系統發育尚未健全，長期受噪音刺激會使腦細胞受到損害，影響大腦發育，使孩子的智慧、語言、識別、判斷和反應能力的發育受到阻礙，從而成爲低能兒。噪音還影響嬰兒的睡眠，造成生長激素和其他有助於生長的內分泌激素的分泌減少，影響小兒的正常發育，個子長不高。噪音還會使小兒的食欲下降，消化功能降低，導致營養不良。噪音刺激交感神經，使之緊張，並損害聽力，易形成「噪音性耳聾」。

【特別提醒】嘈雜的環境和噪音，對嬰幼兒的健康極為不利。因此，父母要為孩子創造一個安靜、舒適的環境，只有這樣，才有利於孩子的健康成長，使孩子更聰明、更活潑。

寶寶生活的環境沒有聲響

專家分析 有的家長知道嬰兒不能在嘈雜的環境和噪音中生活，於是便把嬰兒放在了無聲響的環境中，這樣做對嬰兒的健康成長同樣不利。

心理學家認爲，適量的環境刺激會提高新生兒視覺、觸覺和聽覺的靈敏性，有利於鞏固和發展原始的生理反射，還會在此基礎上形成新的條件反射，從而使新生兒的動作越來越複雜和高級，最終具備完善的生活能力。同時，適度的、豐富多彩的環境刺激，不僅可促進孩子的智力發育，也會使孩子的大腦本身更發達。所以，當孩子出生後，父母應給孩子創造一個良好的環境，不要把孩子放在嘈雜的環境中，也不要放在無聲無響的環境中。

【特別提醒】在小嬰兒的房間裏可張貼些美麗的圖畫，懸掛各種顏色鮮豔的氣球，放些柔和、輕快的抒情音樂，玩一些會發出聲響的玩具。母親還要和孩子經常交談，經常撫摸和擁抱孩子，並要經常給小嬰兒做被動的運動，積極為小嬰兒創造豐富的視、聽、觸覺環境，使寶寶順利健康成長。

讓寶寶隔著玻璃曬太陽

專家分析 佝僂病又叫「軟骨病」，是由於營養不良、缺乏維生素D及鈣磷等物質引起的。如果餵養不當，日光照射不足，幼兒容易罹患此病。幼兒體內的維生素D除來自食物外，主要接受紫外線照射而得。人體皮膚含有7－脫氫膽固醇，只有通過紫外線的照射，才能轉化爲維生素D。

【特別提醒】經常曬太陽是預防佝僂病的最好方法。紫外線是不能透過玻璃的，不能讓孩子隔著玻璃曬太陽，要儘量讓孩子的皮膚直接與陽光接觸，只有這樣，才能收到良好的效果。

讓寶寶穿金戴銀

專家分析 細心的人不難發現，如今手腕上戴著銀手鐲，腳腕上戴著銀鈴鐺，脖子上套著金項圈、長命鎖等金銀飾品的嬰幼兒多起來了。兒科專家認爲，這股風氣不宜提倡。金屬本身對皮膚就有刺激，一些大人戴金銀首飾都會過敏，何況是剛出生不久的嬰幼兒。常戴手鐲、項圈，容易產生濕疹。嬰幼兒戴飾物還有不安全的因素，如果嬰幼兒咬下鈴鐺吞下去，家長都不知道，這是很危險的。此外，夏天氣溫高時容易出汗，嬰幼兒戴著飾物容易長痱子，產生不適感，會出現哭鬧、煩躁現象等。

【特別提醒】不提倡給嬰幼兒佩帶金銀飾物。

幼兒熬夜

專家分析 睡眠是一種生物本能，人在睡眠時，全身肌肉得到放鬆，對外界刺激反應減低，心跳、呼吸、排泄等活動減少，使各種器官的機能得到恢復。人體內的生理時鐘支配著內分泌系統，釋放出各種激素，其中有一種生長激素，其作用是促進肌肉新陳代謝、恢復體力、促使骨骼成長。幼兒時期，生長激素的分泌呈現出夜多晝少的規律，晚上1點到凌晨5點之間，釋放的生長激素差不多是白天的3倍。所以，如果幼兒長期晚睡，必將影響生長激素的正常分泌，對生長發育極爲不利，尤其是對身高影響較大。而且，經常熬夜的幼兒，會表現爲情緒不穩定，常常腰酸腿痛，不愛走路，雙眼容易疲倦，有的幼兒還容易罹患氣管炎和鼻炎等疾病。

【特別提醒】為了使幼兒能夠健康地生長發育，家長應給他們安排有規律的作息時間，養成晚上按時睡覺的習慣，以保證有充足的睡眠時間。

幼兒騎童車

專家分析 幼兒的骨骼正處於迅速生長和發育的時期，其可塑性很強，但肌肉的力量較弱。因此，在讓幼兒騎童車時，家長應注意很多的問題。

有的童車設計不合理，不符合兒童的生理保健要求，比如車座離腳蹬的距離過長或過短等，這樣容易使幼兒的腿部骨骼變形，形成「X」型腿或「O」型腿，甚至還會引起脊柱畸形。幼兒騎童車時需要將腕部骨骼與肌肉相配合，由於幼兒腕骨多由軟組織組成，比較容易折斷，所以幼兒在騎童車時要儘量避免腕部損傷。另外，大多數幼兒往往穿著一般的褲子，如果童車坐墊質地堅硬，就會摩擦和壓迫幼兒的會陰部，使會陰部的皮膚紅腫疼痛，受到細菌感染時還會發生尿道炎，出現尿頻、尿急等症狀。此外，幼兒各方面的發育還不成熟，動作也不協調，騎童車時很容易失去平衡而摔倒。

【特別提醒】幼兒騎童車時，家長最好在一旁看護，以免發生意外。幼兒每次騎童車的時間不宜太長，一般騎10～20分鐘比較適合。童車的坐墊最好用海綿墊或軟布包紮，這樣可以保護幼兒的會陰部。

幼兒異性打扮

專家分析 家長在給幼兒穿衣打扮時，不宜讓幼兒過多地做異性打扮，因爲這樣可能會誘發幼兒的心理疾患。幼兒的生理和心理發育非常迅速，思考能力、想像能力、分析能力，及記憶力等都已經開始形成，大腦的構造與功能日趨完善。這個時期，幼兒的身心發育和個性形成都會對將來產生極爲深刻的影響，如果這時讓幼兒做異性打扮，就會使幼兒的心理狀態發生變化，甚至可能導致日後出現性變態或變成「戀物癖」，喜好穿戴異性衣物和模仿異性動作。

有專家指出，幼兒時期的心理障礙和精神創傷、不正常的穿著打扮和不良的社會環境影響，是造成性變態的重要因素和潛在危險。家長在爲幼兒添置新衣的時候，千萬不要忽視了這一點。

【特別提醒】幼兒時期是培養健全人格的關鍵時期，而心理健康又直接影響人格的形成。因此，培養健全的人格必須從幼兒做起。

幼兒穿鞋不合適

專家分析 在人體的206塊骨骼中，雙腳就佔有52塊，它還包括66個關節、40條肌肉和200多條韌帶。人類的足弓可以保護大腦、脊椎和胸腔、腹腔內的器官，被稱爲「天然的避震器」。因此，保障幼兒足弓的健康發育非常重要。

在幼兒時期，幼兒的足弓還沒有形成，骨頭和關節很有彈性，腳底堆積的脂肪也會使足弓變得不明顯，所以幼兒站立時腳底比較平坦，因此家長在爲幼兒選擇鞋子時要十分注意。由於幼兒的腳骨還沒有完全鈣化定型，腳踝稚嫩嬌弱，而且這種「平」是會一直延續到6歲，直到他們的腳變得較硬，足弓才會顯現。在這段時期內，穿鞋不合理不僅容易造成幼兒腳部永久性畸形，還可能使脊柱的生理彎曲發生變形，嚴重時甚至使大腦、心臟、腹腔的正常發育都受到影響。家長帶幼兒出門時，要給幼兒穿上軟底的鞋子，免得束縛足弓。幼兒在家裏最好光著腳，因爲這樣可以增加腳趾的攀爬能力，有利於幼兒學步。與成人相比，幼兒的骨骼比較柔軟，肌肉力量比較弱，心臟收縮力也比較弱，不能適應長時間的活動，因此幼兒在學走路時，運動量應適宜，而且要動靜結合。同時需要注意的是，在幼兒足弓尚未完全形成時，勉強練習走路容易使足弓過重而導致扁平足。

【特別提醒】經常用熱水洗腳或燙腳，會使足底的韌帶遇熱變得鬆弛，不利於幼兒足弓的形成和維持，因此不能經常用過熱的水給幼兒洗腳，更不適宜讓幼兒用熱水長時間泡腳。

孩子多吃菜少吃飯

專家分析 在餐桌上，經常有父母對孩子說：多吃菜，少吃飯，吃的菜多營養才全，而且不容易長胖。這種說法其實是錯誤的，營養學家並不贊成兒童多吃菜、少吃飯。從科學營養的角度來看，如果長期多吃菜、少吃飯，對兒童身體健康極其不利。米飯以及麵食的主要成分是碳水化合物，它是能直接轉化爲熱量的營養素。

【特別提醒】營養學家提倡，主食與副食要科學合理地搭配，在日常餐桌上，米飯、麵食及蔬菜、葷菜和水果都要有，主食要占絕對的比重。兒童正處在長身體的階段，活動量比較大，更不能偏副食、棄主食。

兒童飲食越精緻越好

專家分析 隨著生活條件的不斷提高，人們在飲食方面也開始講究起來。許多父母在給孩子選擇食物時，認爲米越精越好，麵粉越白越細越好，不讓孩子吃粗糧、雜糧，認爲粗糧、雜糧不好消化，結果使不少孩子面色蒼白、四肢無力。作爲主食的大米和白麵，是供給人體熱能的主要來源。人的生命活動需要脂肪、蛋白質、維生素、礦物質和多種微量元素，精白米麵在加工過程中維生素、礦物質和微量元素損失較大，長期以此爲主食，很容易導致營養素缺乏症。如維生素B群缺乏可引起腳氣病，出現頭痛、失眠，嚴重時出現多發性神經炎、全身浮腫、表情淡漠等。

【特別提醒】營養專家提倡，孩子飲食應粗細搭配，因為二者營養素不同，這樣可使各種營養素相互補充，可以提高蛋白質的利用價值。粗糧雜糧含豐富的膳食纖維，對兒童健康有益。粗糧在口感上雖然不如細糧好，但如果粗糧細做，巧變花樣，不但好吃好看，而且營養會更為全面。

果凍

專家分析 果凍、水果凍主要是採用海藻酸鈉、瓊脂、明膠、卡拉膠等增稠劑，再加入少量人工合成的香精、甜味劑、酸味劑、人工著色劑等原料配製加工而成。這些物質雖然來源於海藻和其他陸生植物，但是在提取生產過程中，要經過酸、鹼、漂白等工藝處理，其原有的維生素、礦物質等營養成分，大部分都已流失。因此，果凍並不像新鮮水果那樣，含有多種維生素、微量元素及其他營養成分。果凍含有的海藻酸鈉、瓊脂和明膠等物質都屬於膳食纖維，不易被消化吸收；果凍還含有甜蜜素、糖精鈉等，如果過量攝入這些物質，將會對人體產生直接危害，尤其是糖精鈉短時間內過量攝入，會引起血小板減少，容易釀成急性大出血；果凍中的香精、甜味劑、酸味劑、人工著色劑等對人體無任何益處，經常食用對胃、腸和內分泌系統有著一定程度的不良影響。另外，屢屢有報導幼兒因吞食果凍窒息而亡的事件。

【特別提醒】不可經常給寶寶吃果凍，以免造成食欲不振、消化功能紊亂和內分泌失調，影響寶寶健康生長。

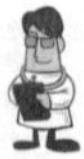

寶寶多吃保健品

專家分析 許多家長怕飲食中的營養成分不夠完善，不能滿足寶寶生長發育的需要，常常會買些營養品或補品給寶寶吃，如西洋參、白木耳、桂圓、蜂王乳等，認爲這些食品是補藥，會促進小兒生長發育。其實，這些營養補品的營養價值並不高，更有些補品還含有激素，有引起兒童性早熟的可能。也有些家長總是擔心寶寶缺這缺那而給寶寶惡補，如給寶寶吃了魚肝油，同時又吃多種維生素，吃了鈣粉又吃多種礦物質的增補劑，造成某種營養素攝入過多或營養素之間的比例失調，對寶寶身體發育十分不利。

【特別提醒】在吃任何保健品之前要先了解寶寶身體的狀況，如通過靜脈血測定體內礦物質的情況，的確是某種元素缺乏再給予補充，並且在醫生的指導下進行。其實，藥補不如食補，只要保持平衡的膳食，就能保證基本營養平衡。

爆米花

專家分析 爆米花是兒童很喜歡吃的零食，但爆米花含鉛量很高。據取樣化驗，發現每千克爆米花的含鉛量有的竟高達20多毫克，平均也在10毫克以上（我國食品衛生標準規定，每千克糕點類食品的含鉛量不得超過0.5毫克）。鉛被人體吸收後，會危害神經、造血和消化系統，導致兒童抵抗力下降，生長發育遲緩。鉛中毒表現爲煩躁不安、食欲減退、腹瀉或便秘等。

【特別提醒】兒童不宜吃爆米花。

塑膠餐具

專家分析 很多家長喜歡給孩子用塑膠杯、塑膠碗盛食物或水，因爲這些五顏六色的塑膠食具，可以吸引兒童，又不易損壞。從科學的角度來說，兒童不宜用塑膠食具。製作這些食具的主要原料是甲醛和三聚氰胺甲醛塑膠，後者簡稱密胺塑膠。在製造這些塑膠時，如壓製時間短，則有大量游離甲醛存在，這些甲醛可溶解於酸性或高溫的食品中，進入人體會使人的肝臟受到損害。另外，在製造塑膠製品時，常加入增塑劑、穩定劑、著色劑、抗靜電劑等物質，有的含有鉛等金屬。當塑膠製品老化時，會釋放出這些有毒的添加劑。這些有毒物質對小兒健康是非常不利的。

【特別提醒】小兒吃飯、喝水最好不要用塑膠食具。

用油漆筷子吃飯

專家分析 年輕父母一定不要給孩子使用油漆筷子。油漆屬於大分子有機化學塗料，按其種類不同，分別含有氨基、硝基、苯、鉛等有害成分，尤其是硝基在人體內與氮質產物結合形成亞硝胺類物質，具有強烈的致癌作用。如果筷子上的油漆在使用過程中脫落，隨食物進入人體，會損害人體健康。而兒童對這些化學物質特別敏感，對苯、鉛等有毒物質的承受力更是很低。

【特別提醒】不宜給兒童使用油漆筷子，最好選用本色的木筷和竹筷。

飯前飯後劇烈運動

專家分析 好動是孩子的天性，大多數孩子喜歡跑跑跳跳、打打鬧鬧。家長一定要注意，不能讓孩子在飯前飯後做劇烈的活動。在做劇烈活動時，人體會發生一系列適應性變化，大部分血液會湧進運動器官，特別是肌肉中，而胃腸血管供血相對減少，消化液分泌減少，使胃腸不能很好工作，所以飯前不宜做劇烈活動。飯後，因爲胃腸裏充滿了食物，如果此時劇烈活動，就可能把聯繫胃腸的繫膜拉緊，甚至扭轉，引起疼痛。強調飯後不宜劇烈運動，並不是禁止活動，如果孩子吃飽後讓他坐下不動，或立即躺下睡覺，同樣不利於孩子的健康。

【特別提醒】家長讓孩子在飯後輕度適當活動，這樣有利於胃的排空和腸的蠕動，同時促進消化。

孩子哭鬧時餵食物

專家分析 孩子有時會出現不明原因的哭鬧，爲了制止孩子哭鬧，有不少家長就給孩子餵食物、糖果或糖水，有的甚至往孩子嘴裏塞奶嘴，這樣的做法將會對孩子造成極大的危害：因孩子在哭鬧時咽喉氣道通暢，這時如果餵食，食物容易順著氣流被吸進氣管，導致吸入性肺炎、肺氣腫等疾病。

【特別提醒】在嬰幼兒哭鬧時切忌不可餵食物。

挑食

專家分析 挑食常常發生在幼兒期。具體表現是：小兒對自己喜歡吃的食品毫無節制地多吃，對不喜歡吃的食品吃得很少，甚至寧願餓一頓或餓一天也不吃。這是一種不良習慣。有的小兒有肉時就多吃飯，無肉就吃得很少，這樣饑一頓飽一頓，很容易損傷胃腸道，日久會引起厭食，同時會造成小兒營養不良，影響身體健康。

【特別提醒】要想糾正幼兒挑食的不良習慣，首先要給幼兒講清道理，注意膳食的多樣化，每餐葷素食搭配，採用混合膳食。營養素供給齊全，可防止小兒挑食。對小兒喜歡吃的東西，應有所節制，不可過多地食用。

碰碰車

專家分析 公園裏的碰碰車開起來令人很開心，無論大人小孩都很喜歡玩。但是，碰碰車並非是絕對安全的。雖然有厚厚的膠皮墊進行緩衝，但因爲碰碰車碰撞時的速度快、撞擊力強，傳到人身上的力也是不容輕視的。人坐在碰碰車裏，上身會隨著車子的慣性而運動，腰部成爲支點而受到劇烈的震動，在長時間的碰撞之下，腰部就可能會受到損傷，特別是第四、五腰椎周圍組織薄弱，極容易受傷。有時還會致使椎間盤外皮破裂。沉重的撞擊和劇烈的顛簸，甚至會擠碎椎間盤，造成人身體的殘疾。小孩子的腰部發育不夠健全，太柔軟，中高年齡一般都腰部僵硬、骨質較脆，所以均不宜去玩碰碰車。年輕人腰部靈活，但在玩碰碰車時也應事先做好準備工作，例如做些準備活動或防護措施等，以避免損傷身體。

【特別提醒】10歲以下兒童不宜玩碰碰車。少年兒童的肌肉、韌帶、骨質和結締組織等均未發育成熟，非常脆弱，受到強烈震動時容易造成扭傷和碰傷。

幼兒在電視前玩耍

專家分析 長期處於高磁場的環境下有害人體健康，因此專家提醒，家用電器磁場輻射不容忽視，不要讓幼兒在電視螢光幕前玩耍，使用家用電器時也應儘量避免近距離滯留。監測表明，普通平面電視機的磁場安全範圍是螢光幕前40釐米外，背投彩電的安全範圍爲螢光幕前12釐米，液晶電視則幾乎不存在電磁輻射。

【特別提醒】在日常生活中，人們觀看電視一般都在2米以外，這個位置的磁場強度很低，不會影響到人體，但有些幼兒常在電視螢光幕前玩耍，這時家長應予以阻止。

幼兒塗指甲油

專家分析 有些家長喜歡爲幼兒化妝打扮，將幼兒的手指用指甲油塗得鮮紅發亮，這種做法對幼兒的身體健康是極爲不利的。

目前市場上銷售的指甲油是以硝化纖維爲基料，配以丙酮、乙酯、丁酯、苯二甲酸等化學溶劑和增塑劑及各色染料製成的，這些化學物質是脂溶性的，對人體有一定的毒性。幼兒有吃零食、吮指頭和用手拿食物的習慣，經常食用的油炸食品、奶油糕點等含脂肪較多，指甲油中有毒的化學物質經脂肪溶解後，很容易隨食物進入幼兒體內，對幼兒的健康產生不良影響。長期下去，某些化學物質還有可能積聚在幼兒體內，妨礙幼兒的生長發育或引起中毒。

【特別提醒】幼兒的皮膚比較嬌嫩，最好不要接觸化學物品，特別是不要使用直接接觸肌膚的化妝品。

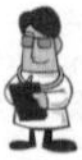

給學齡前兒童燙髮染髮

專家分析 眾所皆知，美髮用的冷燙藥劑、定型劑、染髮藥膏等都是化學製劑。冷燙藥劑多數爲鹼性，抹在頭髮上幾十分鐘，通過化學作用分解改變頭髮中的營養物質，使頭髮隨變形，形成捲曲。定型劑中含有過氧化氫，用以加強頭髮捲曲的程度。染髮則是通過染膏和雙氧乳調配後，利用稱爲阿摩尼亞的化學物質打開頭髮毛鱗片，將頭髮原有色素分解出來，再滲入染膏中的人工色素，達到變換顏色的目的。

成年人燙髮染髮經常出現過敏、頭髮斷裂等不良反應，與成年人相比，兒童的髮質層薄而嫩，頭髮更細軟，更難耐化學製劑的折磨。而且，過氧化氫等化學製劑都會通過皮膚的接觸而滲入身體。學齡前兒童的免疫力、抵抗力低下，更容易出現過敏、感染，甚至患上皮膚病。燙染過程還會造成頭髮中蛋白質的變性和減少，失去水分，導致頭髮失去自然的柔軟和韌性。

【特別提醒】經常燙髮、受熱會損傷學齡前兒童頭皮的角質層，使頭部皮脂減少，彈性降低，導致頭髮枯黃變脆。有些兒童燙、染一次頭髮以後，幾年也無法恢復原有髮質，頭髮像草一樣又細又乾枯，稍微長一點兒就斷裂。因此，家長請不要隨意給學齡前兒童燙髮染髮。

學齡前兒童過早使用電動牙刷

專家分析 3歲的學齡前兒童20顆乳牙都已經長齊了，這時就應該刷牙，家長應該教會學齡前兒童正確的刷牙方法、養成良好的刷牙習慣。由於這個年齡段的學齡前兒童剛開始學習簡單的穿衣、穿鞋等動作，對於他們來說任何一個新的動作都是需要花費不少精力才能熟練掌握的。而刷牙又是由一系列複雜的動作組成的，尤其是它在口腔裏進行，家長指導起來特別費勁，學齡前兒童學起來也很麻煩。

出現兒童電動牙刷後，很多家長爲圖方便，更願意給學齡前兒童買電動牙刷刷牙。因爲電動牙刷會自動旋轉或顫動，大多數家長誤以爲學齡前兒童只要將它接觸牙齒，它就能自動把牙齒間的殘留食物清除出去。但是電動牙刷正因爲具有自動功能，對於兒童來說比普通牙刷更難把握，要準確地把它放到牙齒的某個部位，而且要做到與牙齒的接觸力度合適，也是十分困難的。

【特別提醒】過早使用電動牙刷的結果只是讓學齡前兒童覺得好奇和好玩，實際上並沒有起到清潔牙齒的作用。此外，也容易導致家長忽視對學齡前兒童刷牙習慣的培養。如果學齡前兒童剛開始學習刷牙就養成了錯誤的刷牙習慣，以後再要糾正就很困難了。錯誤的刷牙習慣不但達不到清潔牙齒的目的，還可能造成牙齦萎縮。

學齡前兒童進行長跑鍛鍊

專家分析 長跑是一項鍛鍊體力和耐力的運動，女子跑800米以上，男子跑1500米以上才稱長跑。然而，早晨在幽靜的馬路上，常可見到學齡前兒童跟隨家長在一起跑步。從保護學齡前兒童的健康出發，讓3～6歲的學齡前兒童跟家長一起長跑是不合適的。

學齡前兒童肌體各部分的功能還不成熟，從3～6歲學齡前兒童的骨骼、肌肉的發育特點看，骨骼彈性大，硬度小，容易發生變形，肌肉的纖維較細，易疲勞和受損傷，呼吸、循環方面，學齡前兒童的肺活量相對較小，所以呼吸頻率要比家長快，才能滿足身體的需要。學齡前兒童的心臟只有大人的1/3大，心臟壁薄，每搏輸出量少。顯然，學齡前兒童的身體，對較激烈的運動適應能力還很差，同樣也不能耐受如長跑、舉重之類的運動項目。

【特別提醒】 在為學齡前兒童選擇體育項目時，應該考慮學齡前兒童各個年齡段的特點。應選擇強度較小、內容多樣的鍛鍊專案。活動時間也不宜過長，可以選擇飛碟、踢小皮球、體操、游泳、短暫的跑步訓練等遊戲性的活動。

不愛多喝水

專家分析 很多中高齡的人因怕頻尿而不願意多飲水，其實，中高齡的各項生理功能都在下降，失水反應減低，假如常常不能及時補充水分，就會導致慢性缺水，而帶來一些疾病。如便秘、體內有害物質蓄積、白內障，甚至引發腦血栓、心臟病等等。

【特別提醒】中高齡的人飲水量多少，可看排尿量而定。如果排尿量在每天1000毫升左右，說明體內不缺水；如達不到這個水準，無論有無口渴，都應飲水。飲水要堅持少量、多次的原則，尤其是夜間和清晨可各喝兩次水，每次一杯即可。一般而言，中高齡每天的飲水量在1500～2000毫升之間。每天保證適宜的飲水量，有益於健康長壽。

吃硬食物

專家分析 有人認爲人牙同鼠牙，越磨越結實，啃點硬東西沒關係。其實人的牙齒和老鼠的牙齒有很大不同，齧齒動物的牙長得過快，如果不把牙磨短，讓牙無限長長，就吃不了東西，會被餓死。可是人不同，人的牙齒生長較慢，特別是牙外層包的琺瑯質有限，過度磨損就會被破壞掉。琺瑯質被破壞，深層的牙本質暴露，牙髓神經末梢失去保護的話，不僅容易引起牙本質過敏症，還會引發齲齒等嚴重的牙病。牙齒磨損嚴重，不僅會造成牙齒向前移位或臉形改變，還會引起耳旁的顳頷關節，因長期咬合不當而引發疼痛。

【特別提醒】中高齡的人牙齒應特別避免磨損。不要嚼檳榔、啃甘蔗、嗑瓜子、吃炒花生，更不能把牙當鉗子用，用牙齒開瓶蓋、拔針、咬釘子等。牙刷毛也不可太硬，以防止牙齒磨損。

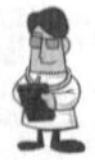

早餐過早吃

專家分析 現代醫學研究認爲，人體經過一夜睡眠，絕大部分器官得到了充分的休息，但是消化系統在夜間仍舊工作繁忙，緊張地消化一天中存留在胃腸道中的食物，到早晨才處於休息狀態，至少需要2~3小時，消化系統才能恢復正常功能。如果早餐吃得過早，就會干擾腸胃的休息，加重消化系統的負擔。中高年齡各組織器官的功能都已逐漸衰老，尤其是消化系統的功能在逐漸減退，肌體的新陳代謝需要更多的時間和能量，老人家往往起得早，也吃得早，但如果早上過早進食，肌體的能量被轉移用來消化食物，自然循環必然受到干擾，代謝物不能及時排除，積存於體內，就會成爲各種老年疾病的誘發因子。

【特別提醒】中高齡的早餐宜遲不宜早，一般應在8點半到9點之間較為合適。

早餐吃太多

專家分析 如果老人早餐飲食過量，超過了腸胃的消化能力，食物便不能被消化吸收，久而久之，會使消化功能下降，胃腸功能發生障礙，從而引起胃腸疾病。另外，大量的食物殘渣貯存在大腸中，被大腸中的細菌分解，其中蛋白質的分解物苯酚等經腸壁進入人體血液中，對人體十分有害，並容易引起血管疾病，催人早衰快老。

【特別提醒】許多長壽老人的實踐證明，每天早餐適量進食有益健康。

晚餐過飽

專家分析 如果晚餐過飽，必然會造成胃腸負擔加重，胃腸緊張工作的資訊不斷傳向大腦，使人失眠、多夢，久而久之，易引起神經衰弱等疾病。中高齡如果長期晚餐過飽，反覆刺激胰島素大量分泌，往往會誘發糖尿病。另外，晚餐過飽，必然有部分蛋白質不能被消化吸收，在腸道內細菌的作用下，就會產生有毒物質，加之睡眠時胃腸蠕動減慢，相對延長了這些有毒物質在腸道內的停留時間，有可能促使大腸癌的發生。

【特別提醒】中醫認為——「胃不和，臥不寧」。

晚餐過葷

專家分析 醫學研究發現，晚餐經常吃葷食的人比經常吃素食的人，血脂高3～4倍。患高血脂、高血壓的人，如果晚餐經常吃葷，等於火上澆油。晚餐經常攝入過多的熱量，易引起膽固醇增高，而過多的膽固醇堆積在血管壁上，久而久之，就會誘發動脈硬化和冠心病。

【特別提醒】中高齡晚餐不宜過葷。

晚餐過晚

專家分析 晚餐不宜吃得太晚，否則易患尿道結石。不少人因工作關係很晚才吃晚餐，餐後不久就上床睡覺。人在睡眠狀態下血液流速變慢，小便排泄也隨之減少，而飲食中的鈣鹽除被人體吸收外，餘下的必須經尿道排出。據測定，人體排尿高峰一般在進食後4～5小時，如果晚餐太晚，比如到晚上8～9點鐘才進食，排尿高峰便在凌晨零點以後，此時人睡得正香，高濃度的鈣鹽與尿液在尿道中滯留，與尿酸結合生成草酸鈣，當其濃度較高時，在正常體溫下可析出結晶並沉澱、積聚，形成結石。另外，晚餐過晚，食物未完全消化就上床睡覺，就很容易影響睡眠。

【特別提醒】中高齡除多飲水外，應儘早進晚餐，使進食後的排泄高峰提前，排一

次尿後再上床睡覺最好。

清淡飲食

專家分析 許多中高齡因害怕罹患高血脂、高血壓、心腦血管病，飲食十分清淡而對動物脂肪更是敬而遠之，但中高年齡長期懼葷，也會給身體帶來另一方面的弊病。臨床觀察表明，中高齡之所以易於感染或易患癌症，原因之一就是隨著年齡老化而導致免疫功能下降，抗病能力降低，而這種免疫功能的強弱和下降的快慢，很大程度上與中高年齡的營養狀況，特別是飲食中蛋白質是否充足有關。細胞或體液免疫的物質基礎是蛋白質，醫學研究證明，60歲以上中高齡如能保持每日60克左右蛋白質的攝入，就可保證基本需要量，這時血液中行使免疫功能的吞噬細胞活性，與青壯年相比要低10％左右。如果蛋白質攝入不足，低於需要量，吞噬細胞的活力就會下降25％以上。此時即使感染對人體幾乎沒有致病作用的細菌，也可引發致死性的敗血症。

【特別提醒】據國外某地區對中高齡的調查發現，在平時基本膳食基礎上，每天吃50克肉類、100克魚、一杯牛奶、一個雞蛋，是較理想的提供優質蛋白質的方法，有利於預防多種老年性疾病，維持肌體高水準的免疫功能。

吃軟不吃硬

專家分析 隨著生活水準的提高及烹飪技術的日益精湛，人們越來越講究「食不厭精」。食物一旦過於「精」，就失去了「個性」，無論是堅果還是竹筍，都燒得柔軟可口，不須費力氣就可以吃下去；無論是家常便飯還是宴會，餐桌上的菜餚幾乎都是不必費力咀嚼的食物。然而，食物過軟並無好處，因爲咀嚼食物時，口腔中咀嚼肌反覆收縮運動，不僅可以刺激唾液分泌，也可以促進腦部血液循環，加快腦細胞的新陳代謝。大腦若不經常刺激就會退化、萎縮，這也是古人常說的「用進廢退」的道理。

我們所講的對大腦進行刺激，是充分發揮牙齒咀嚼功能，以刺激大腦、延緩其衰老。而只吃柔軟的食物，則會使頭腦活力下降，誘發癡呆。研究者還發現，日常飲食進餐不好好咀嚼，會造成視力下降。因此，提倡適量吃硬一點兒的食物，以增強牙齒咀嚼運動，保護視力。爲此，建議中高齡的食譜中，最好配備一兩樣稍微堅硬的食物。

【特別提醒】 老人不宜吃精緻的食物。精緻的食物在加工過程中，所含的各種營養素如蛋白質、維生素、礦物質和纖維素等，都受到不同程度的破壞。中高齡倘若常吃這些精緻食物，將會導致營養素的缺乏。

喜歡食用煎魚

專家分析 最新研究顯示，中高齡食用過多的煎魚會增大中風的可能性。研究人員發現，經常食用燉魚或烤魚的中高齡會攝入大量的某種特殊的脂肪酸，這種脂肪酸對人體的血管、血壓等都有較好的保健作用，而且還能抵禦炎症，對於降低中風風險很有幫助。恰恰相反，用油煎的方法烹飪魚，會使魚肉喪失其本身富含的魚油等對人體大有好處的成分，而且還會減少脂肪酸的攝入，加大中風的可能性。研究人員同時還指出，食用煎魚對中高齡罹患中風的影響，還需要考慮其他幾方面因素，包括魚本身是否遭受嚴重污染、烹飪準備工作的方式，以及個人生活飲食習慣等。

【特別提醒】魚的營養價值很高，可預防動脈硬化和冠心病，降低突發心臟病死亡的危險性。

喝粥比較好吸收

專家分析 喝粥雖是養生一法，但不是人人皆宜。按照傳統的說法，吃粥容易消化。這句話是值得商榷的。有人對粥、飯、饅頭的消化吸收情況做了研究，結果發現糖吸收率分別爲：粥96.5％、飯99.5％、饅頭99.9％；蛋白質吸收率分別爲：粥56.1％、飯99.5％、饅頭99.9％。爲什麼會出現這個意想不到的結果呢？主要是因爲喝粥不必細嚼，吃飯則必須咀嚼，咀嚼不僅要用牙齒把飯粒細細咬碎，還同時促使唾液分泌，唾液中所含的酶對澱粉也有初步消化作用。

中高齡患牙病較多，牙齒缺損者較爲常見，有的老人因咀嚼功能不好而長年喝粥。據觀察，長期喝粥的中高齡一般比較消瘦，原因是中高齡的胃動力較差，如果喝粥的量過多，難以很快排空，會感到胃部不適；以同樣體積的粥和米飯相比，粥所含的米粒少得多，如果長期吃粥，所得到的總熱量和營養物質，不能滿足人體的生理需要，長期下來難免入不敷出。

【特別提醒】患了牙病應積極治療，鑲牙補牙。好的牙齒是維持身體健康的基本保障，世界衛生組織認為中高齡（65歲以上）至少應該保證有20顆以上有功能的牙，這樣才能夠維持健康需要。

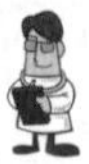

常吃甜食

專家分析 糖是人體的主要營養素之一，也是生命活動必不可少的物質。糖被肌體吸收後，一部分參與熱能代謝，一部分變成糖元貯存起來，一部分轉化爲脂肪。現代醫學研究認爲，吃糖過多，可引起血液中的膽固醇和三酸甘油酯升高，發生高脂血症，導致動脈粥樣硬化及冠心病的發生；血液中的中性脂肪轉變爲皮下脂肪，引起肥胖；還容易誘發老人糖尿病，有糖尿病家族史的病人更具有一定的危險性；糖發酵後產生的酸容易腐蝕中高年齡的牙齒，如不注意口腔衛生，則容易發生齲齒。

【特別提醒】中高齡不宜多吃糖，要吃則適量吃點兒紅糖（黑糖）。

吃飯過快

專家分析 有許多中高齡吃飯時速度太快，不完全咀嚼便吞咽下去，這樣不好。因爲中高齡的消化功能日漸衰弱，如進食過快，容易造成胃腸負擔過重，從而導致消化不良，久而久之對身體健康不利。所以，特別提醒中高齡吃飯時應細嚼慢嚥，以減輕胃腸負擔，促進消化。

【特別提醒】一般而言，吃得慢些也比較容易產生飽腹感，這樣可以避免進食過多，進而影響了身體健康。

菸與酒是一家人

專家分析 國際醫學界已公認，大部分心血管疾病與吸菸有關。另外，如果中高齡長期過度飲酒，就容易使心肌中的脂肪組織增多，心臟功能減弱，心臟變得肥大，特別是長期大量喝啤酒的人，更容易出現這種心臟變化，醫學上稱它爲「啤酒心」。酒精能影響人的脂類代謝，並使肌體從血中清除脂類的能力降低，從而增加動脈粥樣硬化及冠心病的發病機會。如果老人長期菸酒成癖，則酒精和吸菸的致病危害將會更大。

【特別提醒】中高齡一定要戒菸及少喝酒；非喝不可的話必須：(1)適量，(2)慢飲，(3)不空腹喝。

肉類也是食補

專家分析 中醫認爲，動物性食物是冬季補品中的佳品，不但有較豐富的營養，而且味美可口。但是，冬季中高齡不宜多補肉。因爲，肉類食品不利於消化吸收，如果冬季進補中久服、多服，對胃腸功能減退的中高齡來說負擔比較重。

【特別提醒】中高齡飲食宜以清淡為主，不容忽視蔬菜的進補作用。

第十三章　中高齡生活習慣的健康情報

愛穿平底鞋

專家分析　一般人都認為中高齡穿平底鞋比較舒服、穩當，既有利於中高齡的身體健康，又能使中高齡不至於因腿腳不便而跌倒受傷。然而這是一種誤解，長年穿平底鞋反而會損害健康。中高齡足底肌肉和韌帶會發生退化性衰老變化，足弓彈性喪失，負重能力大大下降，肥胖者還容易形成平足。這就是中高齡站立或行走時間稍長，足踝、膝、髖和腰等部位，就容易感到疼痛的主要原因。穿平底鞋，會加快足弓彈性的喪失，更不利於中高齡負重和行走。穿平底鞋還會使中高齡足底抗震能力下降，加上脊椎間盤等彈性軟墊功能的減退，站立或行走時間過長會感到頭昏、頭痛等不適。

【特別提醒】中高齡應該穿有一定高度後跟的鞋，鞋跟高以1.5～2.0公分為宜，不宜過低也不宜過高。這樣的鞋子才既有利於維護足弓的形成和抗震能力，又能保持活動的穩定性，對中高齡的站立和行走十分有利，更有利於中高齡的健康。

常穿高領服裝

專家分析 中高齡並不適合穿高領的服裝，更不宜經常穿著。這是因爲在人體頸部平喉頭的動脈處，有一個壓力感受器，能感受到外界的壓力刺激。正常情況下，頸動脈竇受牽拉興奮時，會通過舌咽神經循環中樞使迷走神經興奮，使得心率減慢、血壓下降。但因下降幅度不大，正常人都能承受，並不會有不適感。但是，中高齡因動脈粥樣硬化，可使頸動脈竇局部硬化，頸動脈竇過度敏感，當頸部被擠壓時，就容易引起迷走神經反射亢進，使心率和血壓驟降，造成腦供血不足而發生暈厥，甚至導致更嚴重的後果，而穿高領服裝就是致病因素之一。

【特別提醒】中高齡，特別是有動脈粥樣硬化、冠心病、病竇綜合症的中高齡人，要儘量避免穿高領或衣領較硬的服裝。對中高齡而言，質料柔軟、保暖透氣效果較佳而款式較寬鬆的衣物，相對更適合，更有益於身體的健康。

不戴老花鏡

專家分析 隨著年齡的增長，眼內晶狀體彈性逐漸降低，加上主管調節作用的睫狀肌變弱，因此容易發生生理性調節機能減退，造成看近物困難，這就是俗稱的老花眼。如果已經出現了老花眼，強撐著不戴老花鏡，就會逐步加重閱讀困難，產生頭昏、眼脹等許多症狀，影響生活和工作，這是很不明智的。

【特別提醒】出現老花眼應當儘早戴老花眼鏡，不要延誤。戴老花鏡最忌隨便買一副就戴，隨便買來的鏡片多數不能符合自己眼睛的具體情況，戴用之後不但視物不能持久，而且增加了視力疲勞，甚至會促發某些眼病。

只刷牙不洗牙

專家分析 不少人認爲只要堅持刷牙，就沒必要洗牙了，其實，刷牙並不能完全代替洗牙，因爲吃下的各種食物在牙面上會留下痕跡，經細菌作用形成牙斑，單靠每天早晚刷牙是難以清除乾淨的，何況刷牙難以面面俱到，久而久之就形成了牙石。而「洗牙」醫學上稱爲「潔治」，是牙科醫生用現代物理化學方法去掉牙面的細菌、牙石，這是刷牙無論如何也做不到的。

【特別提醒】在發達國家，洗牙已成為很普及的常規口腔保健，人們每年一至兩次定期找自己的牙醫去洗牙。

掉一兩顆牙，不必急著補

專家分析 有些人認爲，年紀大了，缺幾顆牙是正常的事。缺了牙又不想鑲假牙，怕麻煩或花錢。這樣下去害處很多：會明顯降低咀嚼能力，影響消化和營養吸收，還會加快鄰近牙齒鬆動脫落，而且會影響講話和容貌。

【特別提醒】鑲上假牙可助你消除缺陷、恢復牙齒功能，並穩定鄰近的牙齒。

睡覺時間越長越好

專家分析 有的中高齡，睡眠時間超過10個小時。其實，有時候嗜睡與老人血管硬化有關，睡眠時間過長的老人比睡眠正常的同齡老人，心臟病發生率高出一倍，腦中風高出四倍。另外，入睡狀態心率變慢，血液流動速度減緩，反而更容易出現血栓。

【特別提醒】睡眠的時間長短是因人而異的，並不是睡覺時間越長就越好。

睡覺時張口呼吸

專家分析 有些人在睡覺時喜歡張口呼吸，這樣做對健康有一定害處，應予以糾正。因爲鼻孔中有鼻毛，可以擋住灰塵污物，對吸入的空氣起過濾的作用。如果張口呼吸，空氣未經鼻腔「過濾」處理，不僅空氣當中的塵埃容易吸入呼吸道，並且冷空氣及含有污物的氣體直接刺激咽喉，會使人口乾咽燥，甚至引發許多呼吸道疾病。但有些人是由於鼻腔不夠暢通而被迫張口呼吸的，倘若有這種情況，要及時去醫院檢查治療，以免影響睡眠及健康。

【特別提醒】唐・孫思邈在《千金要方》中說：「暮臥當常習閉口，開即失氣，且

邪從口入，久而成消渴及失血色。」要求人們在暮色降臨，臥於床笫之後，要閉起口用鼻子來呼吸，不可張口喘氣，不然的話會導致一些疾病的發生。

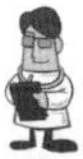

睡覺打鼾

專家分析 以前大家認爲打呼嚕（打鼾）表示睡得香，但現在人們已經逐漸認識它可能是一種病態。打鼾是睡眠呼吸障礙的主要臨床表現。睡覺打鼾的人有時會出現頻繁的呼吸暫停，醫學上稱爲睡眠呼吸暫停疾病。

如果呼吸暫停一夜發生30次以上，或平均每小時發生5次以上，患者就會反覆從睡眠中憋醒，醫學上稱之爲睡眠呼吸暫停綜合症。

這種病被喻爲「夜間殺手」，因爲它可以造成全身多系統的功能損害。在睡眠呼吸暫停的人裏有60%～90%的人伴有血壓升高，這些人又容易發生腦梗塞、心肌梗塞、腦出血。打鼾者的氣道通常比正常人狹窄，白天清醒時咽喉部肌肉代償性收縮使氣道保持開放，不發生堵塞。但夜間睡眠時神經興奮性下降，肌肉鬆弛，咽部組織堵塞，使上氣道塌陷，當氣流通過狹窄部位時，產生渦流並引起振動，從而出現鼾聲，嚴重時呼吸可以暫時停止，影響人的身體健康。睡眠呼吸暫停綜合症的主要臨床表現有睡眠打鼾，張口呼吸，時常出現呼吸暫時停止，睡眠中容易反覆憋醒，睡眠不寧；有的患者經常發生夜間心絞痛及心律失常；醒後頭痛，頭暈，晨起後血壓高；白天疲乏無力，睏倦、嗜睡，記憶力下降，反應遲鈍。如果出現以上症狀，就應考慮睡眠性疾病或者睡眠呼吸暫停綜合症，及時就醫，及早到耳鼻喉科檢查。

【特別提醒】打鼾的病人要根據不同的原因進行不同的治療，在專科醫師指導下選擇合適的治療方法，才能取得最好的治療效果。

「有錢難買老來瘦」

專家分析

「有錢難買老來瘦」是一句流傳已久的老話了，但近年來的研究發現，事實並非如此。據美國國家老年問題研究所的調查，在加利福尼亞州70歲的中高齡中，體重超過標準體重10％～20％的胖子死亡率最低。這是爲什麼呢？醫學家們解釋說：這是因爲胖子的營養狀況相對較好，身體對病菌的抵抗力較強，也比較能夠經受疾病的消耗；相反，瘦子們的營養狀況欠佳，對病菌的抵抗力和對疾病的耐受力較差。

此外中高齡還會出現一些病理性的消瘦，常見的有慢性消耗性疾病，如結核病、各種寄生蟲病。近年來還發現因病毒性肝炎引起周身肌肉萎縮者，這些削瘦的現象無疑都是不健康的。

【特別提醒】成年人標準體重公式：（身高減100）×0.9＝標準體重（公斤）。如果實際體重在標準數值的±10％的幅度內，都可看作是理想的體重。而且在幅度內，胖點比瘦點好。只要沒有高血壓、冠心病和糖尿病等因肥胖引起或是與肥胖有關的疾病，胖只會增壽，而不會減壽。當然，如果超過了±20%，則為過胖或過瘦。

久坐

專家分析 中高齡常愛久坐，看書、看報、聊天、看電視、搓麻將、玩撲克、下棋，甚至往沙發上一坐，打起盹來，長時間一動不動。還有些中年人，因工作性質，如坐辦公室的人員，從事固定坐姿工作的工人等，一坐就是幾個小時。殊不知，坐得時間太長，對健康是很不利的，甚至會使人生病。

久坐就等於把一個人放在一個固定少動的位置上，這樣會使全身血液循環減慢，引起肌肉萎縮無力，腰背痛或因長時間壓迫肛門而發生痔瘡，也可使前列腺肥大加重或引起前列腺發炎。久坐看書寫字或做低頭俯案工作，因頸部低垂少動，也會引起頸部血管受壓。頸椎骨質增生和動脈硬化壓迫頸部神經和血管的機會大大增加，往往因此造成一時性腦部供血不全，引起缺血性腦病，出現眩暈、噁心、嘔吐、身體失去平衡，嚴重者還可出現暈倒或一時意識不清。此外經常久坐不動還會使體內脂肪堆積在腹部、臀部，造成腹部凸出，臀部鬆垂，體態臃腫難看，並易引發高血壓、冠心病、動脈硬化、心血管病等疾病。另外，久坐不動的人還容易罹患癌症。

德國免疫學家彼得施萊歇爾教授對人體細胞研究後發現，人體中免疫細胞的數量隨著活動量的增加而增加，這些免疫細胞可以防止疾病及癌腫瘤的生成。而久坐不動則讓人無法產生足夠的免疫細胞，因此罹患癌症的機率大大增加了。

【特別提醒】久坐不願活動的中高齡，以及從事固定坐姿工作的人們，應注意適當運動，每隔半小時就應起來活動活動，以保證身體的健康。

仰臥睡眠

專家分析 中高齡仰臥睡熟時，舌根及咽喉部的軟組織便非常容易變得鬆弛，可能會堵塞呼吸道，因此出現呼吸困難，導致缺氧。如果長期缺氧可使動脈壁的內皮細胞通透性增高，血管壁內膜下的脂質沉積，促使動脈粥樣硬化形成，使高血壓、冠心病的發病率增加。當人的腦組織缺氧時，還可導致腦動脈舒縮功能減退和腦功能下降。心肌缺氧可誘發心絞痛，心臟冠狀動脈形成粥樣硬化和供血不足，加重病情。所以，中高齡忌睡覺時仰臥。

【特別提醒】關於睡眠姿勢，先輩們留有「睡如弓」的說法，是指人在睡眠時身體側臥彎曲如「弓」的姿勢，尤其右側臥位，科學家們認為這樣有利於減輕心臟負擔及肝臟血液流入，有利於食物在胃及腸道中消化。所以，人們多主張右側臥位。但側臥時要注意雙腿自然彎曲，枕頭也不宜過低。

泡熱水澡

專家分析　中高齡洗澡，喜歡長時間地浸泡在水溫較高的浴池裏，以爲借此能健身醫病。豈不知這不僅無益於健康，反而會帶來潛在的生命危害。高溫泡浴後，由於大量出汗，會促使血液黏稠，加上皮下血管擴張，必然使心腦器官相對缺血。這種由於血液再分配所引起的皮膚發汗、潮紅，貌似「活血」，其實是外「活」內「死」的血流狀態，又是促使血栓形成，容易誘發中風的危險因素。還有，在溫度過高的水中泡浴，例如在47℃溫水中，由於溫熱作用，可以引起血壓暫時升高，心跳加快，從而增加心臟負擔，對於一些患有高血壓、冠心病、腦動脈硬化的中高齡來說，都不太適宜。

【特別提醒】洗澡要注意的是：(1)不宜在運動後立即洗澡，容易引起腦缺血和感冒。(2)一般宜在飯後半小時以上才洗澡，以免影響消化。(3)洗澡時間每次應在半小時以內，泡澡水齊肚臍即可。

年老便秘

專家分析　中高年齡常患有便秘，據統計，60歲以上的中高齡，有便秘者占35.8%。然而不少中高齡認爲年老體衰有便秘是自然現象，是無關痛癢、不妨礙吃喝的小事，沒有必要求醫問藥。其實不然。便秘可以引起很多症狀和導致一些疾病。例如便秘可以使腸內積聚有害氣體，影響消化和呼吸功能，使人體出現中毒症狀，如頭暈乏力、食欲減退、心煩易怒等。便秘還可引起貧血和營養不良，促使人早衰。

此外，還易誘發或加劇心腦血管疾病以及肛門裂傷和痔瘡。經常便秘，有時可以誘發腦溢血。由於便秘，中高齡在排便時要用力屏息，導致腹壓增高，腹部血管受到一定壓力，迫使大量血液回流心臟，這對上了年紀患有高血壓的人來說，會導致腦溢血。長期便秘的中高齡，還會出現老年性癡呆。因爲人體腸道內的細菌能將未被消化的蛋白質分解爲氨、硫化氫、組織胺等有毒物質。經常便秘的人無法將這些有毒物質及時排出體外，反而會加以吸收，使腦神經細胞功能受阻，成爲老年性癡呆的誘發因素之一。

長期便秘還可誘發直腸癌。醫學研究人員從人體中分離出一種與結腸癌有關的強烈致癌突變原，並證實這種致癌突變原是由至少五種腸道細菌在腸道發酵產生的，與已知的幾種最強烈的致癌物質相類似。

【特別提醒】治療便秘，最好採用飲食療法，多吃富含維生素、礦物質、纖維素的新鮮蔬菜瓜果及海藻類食物，如韭菜、菠菜、蘿蔔、胡蘿蔔、白菜、南瓜、海帶、香蕉、蘋果等，同時還要養成定時排便的習慣，即使不是如此，也應在有便意的時候就馬上排便，不要憋太久。

上廁所宜坐不宜蹲

專家分析 一些患有高血壓、冠心病、心肌梗塞等心血管疾病的中高齡，上廁所排便時容易出現意外，所以一定要當心。

1．蹲姿較久突然站起時要小心暈倒。中高齡血管調節反應較差，久蹲便後站起來容易發生腦缺血，甚至發生腦血管意外。

2．用力排便防猝死。用力屏息排便時，腹肌和膈肌強烈收縮，使腹壓增高，而腹壓的增高會使心臟排血阻力增加，動脈血壓和心肌耗氧量也因而增加。

3．另據研究，排便時腦動脈壓力可增加20毫米汞柱以上，血壓驟升可導致腦溢血，心肌耗氧量的增加可誘發心絞痛、心肌梗塞及嚴重的心律失常，後兩者都可能造成猝死。

【特別提醒】為了避免上述不幸的發生，中高齡大便時應採取坐姿，不宜用蹲式的馬桶站起時應緩慢，以防發生意外。

常染白髮

專家分析 每個人都希望自己的頭髮烏黑光澤、靚麗秀美，中高齡當然也不例外。因此為保持年輕的外觀，防止心理衰老，情緒壓抑，中高齡常用染髮劑來染黑自己的頭髮。然而，近年來醫學研究發現，常用的氧化型染髮劑，約含20多種化學成分，其中大約有9種能使頭髮細胞產生突變活性，可以促使細胞增生，進而誘發癌變。染髮劑如果連續使用10年，只要人的皮膚吸收1％，就可能引起癌症。

此外，染髮有時也會發生副作用，引起皮膚炎，需要注意預防。一般來說，目前市面上所售的染髮劑，大多是採用化學合成劑，應用最廣泛的是氧化染料對苯二胺。有的人用它染髮以後（一般是當天或過一二天）產生過敏。最初可能只是出現頭皮癢、皮屑多等現象，這實際上是皮膚炎的先兆。如果不加注意，過一段時間，又重複使用這種染髮劑，就會引起皮炎發作。往往染髮後不出幾小時，就會出現頭皮潮紅、水腫，長出大小不一的水皰，流水，皮膚破潰，產生灼熱和劇烈的癢痛。另外染髮水流到頭面部，可使面部出現紅斑腫脹，皮膚水腫，如果流進眼裏，可致結膜充血、水腫、流淚、怕光、疼痛難耐。這些症狀，在醫學上稱爲「接觸性皮炎」，也可稱爲「染髮皮膚炎」。

【特別提醒】如果在染髮時發生了皮膚炎，要立即以溫水洗頭，把殘留在頭上的染髮劑洗掉，然後往頭上抹上一些氫化可的松軟膏，同時可服用撲爾敏等藥物治療。如病情嚴重，就應及時請醫生給予合適的治療。

中高齡婦女長期服用雌激素

專家分析 中高齡婦女晚年生活的一個麻煩是容易患骨質疏鬆症，她們由於卵巢分泌雌激素減少，使體內血鈣水準降低，加上日常飲食對鈣的攝入不足，體內鈣缺乏，引起骨皮質變薄，海棉狀空隙變大，導致骨的強度和彈性降低，遭受外力時容易發生骨折，日常生活中易患頸椎病或腰背疼痛，嚴重者可以出現駝背或下肢彎曲畸形。因此，有些中高齡婦女，爲了防止骨質疏鬆，或爲了保持「性青春」，就長期地使用雌激素，但卻忽略了一點，用藥物來維持體內雌激素的高水準，時間過久，會誘發乳腺癌或子宮內膜癌。有關專家指出，婦女停經後，適當地服用雌激素可以增加骨密度，預防骨質疏鬆和心臟病，但雌激素療法的副作用不應忽視。有乳腺癌家庭史或乳腺癌病史的人，不要服用雌激素。有關專家還建議，骨密度正常、雌激素水準正常或偏高的中高齡婦女，最好不要服用雌激素，否則就很容易誘發乳腺癌。

【特別提醒】據一些醫學資料報導，濫用雌激素誘發的癌症，性質往往較惡劣，有時會出現無塊乳癌，乃至發現時往往已有遠處轉移，後果堪憂。同樣，中高齡男子如果長期使用雄激素（睾丸酮類），可以誘發男子性器官前列腺癌。所以中高齡使用性激素須慎重。

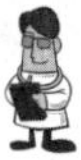

久看電視

專家分析 中高齡全身各系統的生理功能明顯減弱，其耐受力及對應刺激的能力也相應下降。如看情節波動大、驚險的片子，會使交感神經高度興奮，腎上腺素分泌增加，從而導致血壓上升和血液黏稠度增高，有的還可能發生意外。而且中高齡長時間坐著看電視，容易得一種叫「電視腿病」的疾病。即中高齡血液循環減慢，久坐易造成下肢麻木、疼痛、浮腫等。加上長時間凝視閃爍的螢光幕和活動的圖像，可引起眼花、頭昏、頭痛和疲乏等症狀。

【特別提醒】中高年齡尤其是患有心腦血管疾病者，不宜過久地觀看電視節目。在看半小時電視之後，要閉目養神或做眼眶按摩，站起來走動走動，這樣才有助於恢復精力和體力。

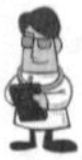

中高齡洗澡頻率過高

專家分析 中高齡洗澡次數不宜過多。中高齡的皮脂腺分泌與年輕人相比大大減少，滋潤皮膚的能力明顯降低，皮膚長年處於乾燥狀態。如果洗澡過頻，勢必將皮膚表面的油脂沖刷掉，使皮膚更爲乾燥和粗糙，甚至會造成皮膚損害或發生炎症。洗澡本來是爲了身體健康，若出現弊病，那就得不償失了。

【特別提醒】還有一個辦法就是洗澡不使用香皂，除了局部（性器與肛門）之外，用水沖洗乾淨就可以了。

常跳迪斯可以健身

專家分析 現在不少中高齡喜歡跳迪斯可，甚至將迪斯可作爲長期的活動項目。然而，迪斯可雖然能達到健身的作用，但節奏過於強烈，動作頻率高、幅度太大，並不適合中高齡。中高齡若長時間進行這種劇烈的運動，就會導致精神興奮不已，大腦過於緊張，腎上腺素分泌增多，心率急遽加快，心臟耗氧量大增，從而導致或加重心臟病，還可能引起腸道系統紊亂、高血壓、腦血管病等疾病的發作。而且，中高齡的代謝調節能力較差，消耗能量的來源主要靠血糖供應，而中高齡血糖的再生能力一般都很低，血糖下降就會感到頭暈、頭脹。此外，迪斯可的動作編排也缺乏科學性，不少中高年齡因爲體力不及和身體笨拙，跳起來十分費力，動作不當也容易造成身體損傷。

【特別提醒】中高齡最好不要跳迪斯可。非常喜歡跳迪斯可的中高齡，也應根據自身的身體狀況，掌握好運動量和時間，並且一定要採用節奏舒緩、輕鬆活潑的音樂作為迪斯可舞曲。

夏天應減少運動

專家分析 有研究表明，當環境氣溫達到攝氏33度時，人在安靜狀態下就會出汗，但尚能保持產熱與散熱的平衡。如果此時進行體力活動，就會使出汗量大增，而較高的空氣濕度和較小的風速，又會使汗液蒸發無法快速進行，人體難以正常散熱，體溫調節就受到限制，熱量會積蓄在體內，此時就容易引發全身發熱、頭暈、口渴、噁心等中暑症狀。此外，高溫還會導致人體鹽分過多流失，水鹽代謝平衡失調，使得血液循環發生障礙，而出現肌肉痙攣、尿量減少、脈搏加快等「熱痙攣」症。

中高齡臟器功能本就已有所減退，體內的水分比年輕人要少15%左右，抗熱能力遠不及年輕人，所以中高齡在高溫天氣下發生中暑的概率，明顯高於年輕人。而且，中高齡的血液濃度比較高，心腦血管病患者的比例也較高，在炎熱天氣鍛鍊後，體內的組織液和血液就會明顯減少，血液濃度也會進一步增高，血液黏度也隨之升高，這也容易誘發腦血栓、心肌梗死等危險病症。就這個角度而言，中高齡在大熱天堅持鍛鍊就是十分危險的。

【特別提醒】當夏季氣溫在30～33℃時，中高齡最好減少運動量，並選擇早晨進行鍛鍊，時間以半小時以內為宜。而當大熱天來臨時，最高氣溫一般在35℃以上，中高齡應該停止一切活動，並保持充足的飲水量；同時，身邊還要存放一些仁丹、白花油之類的常規的防暑藥品，以備急用；心腦血管病患者可在醫生的指導下，適量服用一些抗血液凝固的藥物，以對抗炎炎酷暑。

中高齡多做登山活動

專家分析 登山活動確實能幫助中高齡鍛鍊身體，在一定程度上增強呼吸系統、循環系統、神經系統、消化系統的功能。但是，中高齡進行登山運動並不是沒有禁忌的。中高齡如果要參加登山運動，一定要先掌握自己的身體健康狀態，患有心臟病、高血壓、肺氣腫、肝炎、腎炎、肺結核等疾病的患者，最好不去登山。因爲野外條件很有限，萬一發生意外，搶救也十分困難。至於健康條件允許者也應該量力而行，要循序漸進地增加運動量，並經常參加體育鍛鍊，切忌許久不運動，而突然參加一次登山活動，會使肌體因無法適應而導致受損。

同時，中高齡應該明確自己登山的目的是爲了保健身體，絕不能逞強與年輕人攀比，因登一次山搞得自己筋疲力盡，須知登山的運動量對中高齡而言本就有些過大，如果再不顧自己的身體狀況而逞強，就很容易發生危險。必須注意的是，中高齡尤其不宜一個人獨自去登山，否則一旦發生危險，就極有可能會延誤搶救的時機。

【特別提醒】中高齡要避免在饑渴狀態下去登山，在飯後一小時出發才最有利於發揮體力，並應隨身攜帶一些如巧克力之類的高熱量點心，以快速補充體力，保證在下山時能有充足的體力。

濫用瀉藥

專家分析 中高齡常易患便秘，如果爲此而常服瀉藥，可使脂溶性維生素溶於其中而排出，造成脂溶性維生素A、維生素D、維生素K的缺乏。

【特別提醒】針對老人便秘，最好調節生活飲食節奏，養成每天定時排便的習慣，必要時可選用甘油栓或開塞露通便。

中高齡練太極拳

專家分析 太極拳是一種柔性武術，在鍛鍊時通過各種柔和動作，配合一定的呼吸運動，能促進心、肺、腸、胃等內臟的機能活動。同時，太極拳的每一個動作都用意識加以引導，起到調節中樞神經的功能，既有一般拳術活動肌肉筋骨的好處，又有調息養神的功效，所以特別受到中高齡的喜愛。太極拳的每一個動作都是由意識來支配的，從而達到精神和肌肉兩方面的鍛鍊。中高齡在操拳時，最好能選擇一個清靜避風的環境，以保持良好的心理狀態，不要邊練拳邊與人交談，以致失去鍛鍊的功效。同時，要根據各人不同的體質和健康狀況，選擇一定的架式，做到量力而行。如年高體弱的人，可採取姿勢較高的小架子，尤其是高血壓、心臟病患者，在做分腿、踢腿、下勢等動作時，千萬不要用力抬腿或下蹲，只要意識上想到了，同樣可以得到鍛鍊效果。

在一般人看來，太極拳動作柔和，運動強度小，沒有危險，很適合中高齡鍛鍊。很多中高齡也都喜歡打太極拳，但鍛鍊不當會增加膝關節的負荷。太極拳常見的動作是馬步蹲襠。有資料顯示，人體屈膝30°，膝關節承受壓力和體重相等；屈膝60°，膝關節壓力爲體重的4倍；屈膝90°，所承受的壓力是體重的6倍。

膝關節如果長期處於緊張狀態，負重過大，就會引起膝關節疼痛，加速關節軟骨的磨損。隨著年齡的增長，中高年齡膝關節產生退行性變化，因此鍛鍊一定要適度，應符合中高齡的生理特點。有膝關節問題的中高齡儘量不要練習下蹲，如果必須下蹲，應注意速度，並儘量用手來支撐。

【特別提醒】 練拳時要用意而不用力。

中高齡服藥量

專家分析 隨著社會的老齡化，老年病人的病種也逐漸增多。病種越多，用藥越多，用藥種類也越多，不良反應的發生率自然也有所提高。有人統計，同時用1～5種藥物的病人，其不良反應發生率爲18.6％；5種藥物並用，不良反應發生率增至81.4％。這是由中高齡的藥代動力學特點所決定：中高齡胃腸黏膜細胞數量減少，消化道運動降低，胃酸分泌減少，腸道動脈硬化，使血流量減少，這些因素均可影響所服藥物的吸收，從而降低其療效。藥物主要在肝臟內氧化、還原和水解，而中高齡代謝比較緩慢，就易引起敏感或中毒。中高齡的腎單元隨年齡增長而減少，腎小球濾過率及腎血流量均減少50％，從而會出現藥物的蓄積。並且，中高齡對藥物的耐受性降低，數藥合用時更難耐受。

據世界衛生組織統計顯示，全世界約1/3的死亡病人中，死因並不是疾病本身，而是不合理用藥所致，尤其是中高齡，往往病情複雜，心、肺、肝、腎、腦等重要器官代償功能顯著減退，個體差異增大，一旦出現藥物不良反應，就會使病情急轉直下，導致無可挽回的後果。

【特別提醒】中高齡的用藥劑量和次數都應適當予以減少，更不應該服用太多的藥物，尤其應避免同時服用多種藥物。

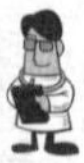

中高齡運動操之過急

專家分析 中高齡的生理功能日趨減退，身體器官日漸老化，掌握運動的技能較慢，對運動負荷的適應能力較差，動作遲緩。要健身鍛鍊，增加運動強度、運動難度和運動時間，必須循序漸進、寧慢勿快。

【特別提醒】中高齡健身運動，切莫操之過急。

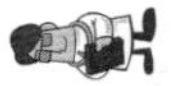

倒春寒

專家分析 春季由於冷暖氣流互相拉鋸，氣旋活動特別頻繁，天氣也就變化多端。有時早晨還是旭日東昇，中午或許陽光曝曬，氣溫驟升，但傍晚則可能冷空氣突然南下，使人感覺又像回到了冬天似的。對春季這樣的氣候，人們稱之爲「倒春寒」。

科學家研究表明，氣候突然變冷或在倒春寒期間，中高齡高血壓、中風、心絞痛，以及心肌梗塞發病率，可明顯增高。另外，消化性潰瘍、慢性腰腿痛等病，也會因氣候的變化而導致舊病復發或病情加重。故倒春寒對中高齡的身體健康威脅較大，切不可掉以輕心。

【特別提醒】中高年齡的人預防倒春寒的具體措施如下：

1．當氣溫驟降時，要注意添衣保暖，特別是要注意手和面部的保暖，因為這些部位特別敏感。
2．加強體育鍛鍊，提高身體素質。清晨起床後，可以去散步、慢跑、做操、打拳，假日裏可以結伴春遊，以增強身體素質和抗病能力。
3．注意休息，保持情緒穩定，在精神上和體力上都不要過度疲勞。
4．節制菸酒，低鹽飲食，倒春寒期間多吃些大蒜、洋蔥、芹菜等食物。

中高齡運動時負重憋氣

專家分析 有些中高齡有肺氣腫，當憋氣用力時，可能因肺泡破裂而發生氣胸。憋氣還會加重心臟負擔，引起胸悶或心悸。憋氣時因胸腔的壓力增高，回心血量減少，腦供血減少，易發生頭暈目眩，甚至昏厥。憋氣完畢，回心血量驟然增加，血壓升高，易發生腦血管意外。

【特別提醒】像舉重、拔河、硬氣功、引體向上、爬繩等這些需憋氣的運動項目，中高齡都不宜參加。

中高齡冬季清晨戶外鍛鍊

專家分析 在冬季的清晨進行戶外鍛鍊，對一些年老體弱者是不適宜的。冷空氣可以使人體的皮膚、手、足、顏面的末梢血管收縮，使體表的血液減少。人的呼吸道黏膜有相當強的抗病能力，但在冬季寒冷空氣刺激下，黏膜下血管收縮，分泌的各種抗體減少，其纖毛活動能力降低，尤其中高齡，對排出塵埃和微生物的功能會減弱。寒冷刺激還可使人的植物神經系統發生功能性紊亂，體內腎上腺素分泌增多，使外周小動脈阻力增加，血液的黏滯性增高，血凝時間縮短，容易誘發心肌梗塞和腦血栓形成。冬季的清晨是一天氣溫最低的時間，中高齡如不顧嚴寒繼續堅持在室外運動，年老體弱者經受不住寒冷的刺激，就可能會引起舊病復發和其他意外。

【特別提醒】中高齡在冬季清晨不宜戶外運動。冬季應在氣溫比較暖和的下午進行運動，鍛鍊開始時不要馬上脫衣服，經過10分鐘暖身活動後再鍛鍊，待身體發熱時再逐漸減衣服。鍛鍊結束後，應擦乾身上的汗水，並立即穿上乾淨的衣服。

中高齡太懷舊

專家分析 許多中高齡愛回憶往事，其實中高齡過度懷舊是一種不良的心理狀態。人隨著年齡的增長，肌體逐漸衰老，表現爲近事遺忘，遠期記憶能力反而增強，因而對儲存在大腦中的往事印象很深，難以忘卻，常表現爲回憶過去，或觸景生情，念叨不絕，從而獲得心理上的平衡和安慰。

臨床醫學統計表明，有嚴重懷舊心理的中高齡，死亡率和癌症、心腦血管病的發病率比正常中高齡高3～4倍，同時也易導致老年癡呆症、抑鬱症，和消化性潰瘍等等的病症。

【特別提醒】中高齡克服懷舊心理可用一分為二的觀點，正確評價一生中的「是」與「非」，請不要為「是」而沾沾自喜，過分高興；同時也不要為「非」而耿耿於懷，悲痛欲絕。

孤獨寂寞

專家分析 國外心理學家曾做過這樣的實驗。在無聲無光、與世隔絕的房間裏，放置舒適的床鋪和足夠的美味佳餚，如果受試者能在裏面安靜地生活四天，便可得到一筆數目可觀的酬金。然而所有受試者不到兩天便終止了試驗，說那裏好像一切都凝固、停止了，給人死神將至的感覺。

喪偶、身邊無子女的老人，往往會產生孤獨之感。時間長了，不僅會加速大腦的退化，催人衰老，而且還能引發老年癡呆等疾病。據調查，日本65歲以上的老人中，有13%的人罹患老年癡呆症。專家認爲，這些人發病的根本原因是離群索居和孤獨。

孤獨爲何使人多病早衰呢？現代醫學證實，人際交往可抑制下丘腦區的活動，降低乙醯膽鹼、氫氧基皮質酮和兒茶酚胺的分泌量。這些物質會使人呼吸加快，心跳加速，並出現其他應激症狀。相反孤獨者下丘腦活動的增強，從而加速以上物質的分泌，進而影響血壓、心動加快和情緒，降低身體的免疫力和白細胞的抗病能力，使人多病早衰。

【特別提醒】中高齡應擴大社會交際圈，多參加各種有意義的社會活動。另外，中高齡也應注意克服消極、無聊、悲觀情緒，改變不良的心理狀態，多與年輕人交往，或種花、養鳥、釣魚、下棋、看書、作畫，以豐富自己的晚年生活。

精神容易緊張

專家分析 緊張反應是人體對外界刺激的一種保護性機制，對人體健康一般沒有太大的影響。但如果外界刺激過分強烈，人較長時間處在緊張狀態中，就有可能引起疾病和死亡。

從心理學角度看，緊張是外部條件加於肌體的刺激，超出了肌體的相應反應能力而引起心理不平衡。一個人處在極度緊張狀態時，往往會表現出驚慌、恐懼、憤怒、苦悶、憂愁、焦慮等情緒。這種情況也叫做緊張反應，常伴有植物神經系統的變化、行爲改變和心理活動異常等。現代醫學認爲，精神緊張可以導致多種疾病，例如胃潰瘍、胸腺退化、神經衰弱、免疫功能降低等。調查表明，平時到醫院看病的人當中，有60％以上的人，是由於精神緊張而患病的。有些人的疾病是長期處在緊張狀態之中而形成的，這種情況大多發生在中高齡的身上。

【特別提醒】中高齡應該學會應對緊張情緒，避免因此而生病。

依賴心理

專家分析 依賴心理是一種消極心理。中高齡容易出現依賴心理是由於肌體的功能減退、活動能力受到限制、應激反應變差所造成的。

一旦中高齡在生活上、家庭上遇到困難，對未來失去信心，便會感到生活乏味，缺乏安全感。本來把生活、養老、健康的希望寄託給家庭、社會和醫療，但一旦失去某方面的支持，精神便受到打擊，會變得情緒消沉，健康狀況每況愈下，有的由於這種依賴心理的破壞，而發生憂鬱症等精神障礙。專家調查表明，部分中高齡出現的這種依賴心理是一種回歸心理，從自立走向依賴，從自強走向軟弱，依賴心理出現越早，衰老也越快，從而影響健康和壽命。

【特別提醒】中高齡作為一個特殊群體，親人特別是子女的關愛和慰藉，是任何其他形式的幫助所不能替代的。

急病亂投醫

專家分析 有些中高年齡有病常相信偏方，尤其是患不治之症後，便有「死馬當作活馬醫」的不正確看法。那些道聽塗說、感情用事的辦法不僅會干擾正常的治療，還會增加痛苦，甚至造成不良的後果。

【特別提醒】 切忌病急亂投醫。

隨意中斷治療

專家分析 由於中高齡患病後恢復較慢，再加上中高齡感覺遲鈍和神經反射功能減弱，若不經過長期的系統治療，就很難控制病情。

【特別提醒】不應以自我感覺來判定疾病的輕重而隨便停藥。

自行亂服藥

專家分析 中高齡患病後，由於求成心切，常擅自增加藥物種類或劑量，這是十分危險的。中高齡由於藥物代謝緩慢，因此容易在體內形成蓄積，進而產生毒副作用。

【特別提醒】中高齡切忌亂服藥物，尤其是成藥。

體檢隨意捨棄檢查專案

專家分析 體檢表內設定的檢查項目，既有反映身體健康狀況的基本項目，也包括一些針對惡性疾病，和常見疾病的特殊檢查項目。有些檢查對疾病的早期發現有特殊意義。如肛門指診檢查，對40歲以上受檢者直腸腫瘤的發現尤爲重要。有的受檢者因怕麻煩或害羞，自動放棄該項檢查，若受檢者眞有病變，自然也就失去了治療的最佳時機，其後果自是不言而喻。

【特別提醒】體檢時應全面進行。

吃藥跟著廣告走

專家分析 有些人略懂一點兒醫學知識，盲目地給自己下結論，跟著廣告走，這類人多爲一些高學歷，懂一點兒醫學常識的中老年患者。他們比較注重蒐集資訊，往往會因某一天突然發現自己身體的某個部位有了異常，而整日不思茶飯。還有一些中老年患者，把藥品廣告中的適應症硬往自己身上套，一味跟著廣告走，千方百計要求醫生多用好藥、貴藥、新藥。有的患者更是一種藥還沒用完一個療程，就要求醫生另換新藥。

【特別提醒】必須根據病情需要做進一步的診治。

打點滴速度過快

專家分析 由於中高齡心臟生理功能減退，中高齡的心臟功能只能應付一般的負荷，維持適宜的心排血量，如遇較大的刺激（如失血、打點滴打得太快等）時，容易導致心肌缺血、心力衰竭等。

【特別提醒】中高齡打點滴除要控制總量、減少鈉鹽的輸入外，還要根據病情控制輸液速度。

進補盲目跟風

專家分析 有許多老人都很迷信進補，認爲人參、鹿茸、冬蟲夏草等補藥，是有病祛病、無病健身的靈丹妙藥。有的老人聽說別人吃什麼補藥起作用了，也想試試，甚至在不了解藥物適應症的情況下，買來就吃，以致出現不良的後果。補藥同其他藥物一樣，用之得當能治病，補之不當反招禍。

比如人參能大補元氣，適用於神虛自汗、氣短聲微的虛症，身體壯實的人濫用，則會產生頭痛、失眠、心悸煩躁、腹脹便秘、口舌生瘡、血壓升高等副作用。現代藥理研究表明，人參還有促性腺樣激素作用，對於某些中高齡來說並不適宜。再比如，龜苓膏對老年腎陽虛者很適宜，但如果是五心煩熱陰虛的中高齡服用，就會引起鼻衄、痔出血等反應。

【特別提醒】老人進補不能盲目跟風，進補時要認清自己的體質，認清補藥的藥性，辨證施補。盲目地將對別人有效的進補方法照搬到自己身上，並不一定有效。濫用補藥，不但白白浪費錢財，對身體反而無益，甚至會補出病來。身體健康的老人最好不要用補藥，只要飲食結構合理，生活方式健康，就完全可以達到養生的目的。

吃中藥進補很安全

專家分析 其實，有些中藥的藥物成分並不是人們認爲的那樣安全。許多所謂的補藥中就含有重金屬成分，長期服用會導致慢性重金屬中毒。有人在服了中藥補藥後感到燥熱、上火，就以爲藥物起到滋補的作用了，其實這很可能是重金屬中毒的症狀。比如，調節睡眠的朱砂安神丸中就含汞，補腎納氣定喘的黑錫丹裏就含有鉛，治皮膚病常用的雄黃裏含有砷。如果老年長期應用這些藥物，就容易出現健康問題，不但不能延年益壽，反而會惹病上身。中高齡的消化、解毒、排泄等代謝功能已經減退，肝腎功能也在減退，對藥物的敏感度或增高或降低，耐受性差，又容易成癮，藥物在中高齡身上產生的副作用，比年輕人要強很多。

【特別提醒】中高齡服用補益藥不要急於求成，應從小劑量開始。

一失眠就服藥物

專家分析 不少中高齡一旦發現自己的睡眠減少，就靠吃安眠藥來解決問題，這樣做是不對的。雖說小劑量、短時期服用安眠藥是治療失眠症的有效方法，但是如果將此當成治療失眠的唯一方法，長期服藥，則勢必會形成藥物依賴。有的中高齡服用安眠藥解除失眠痛苦，發現效果不錯，並產生一種特異的欣慰感，於是逐步地增加藥量，到後來越吃越多，非吃不可，一旦停藥，便會出現焦慮、容易激怒、全身乏力、頭痛頭昏、震顫抽搐等戒斷症狀。

【特別提醒】必須按照專科醫生的醫囑正確服藥，避免導致成癮現象。

中高齡常睡軟床

專家分析 床的質地對中高齡健康會產生直接影響，因此選擇什麼樣的床至關重要。有人認爲睡鋼絲彈簧床或是「席夢思」軟床舒適，其實不然。人躺在這樣的床上，身體向下陷，身體朝上的那側肌肉可以放鬆，而下陷於軟墊部分的肌肉，則會被動地呈拉緊狀態，還會使脊柱側彎，造成腰肌勞損。尤其是中高齡，常常因骨質疏鬆而患有一些老年性疾病，例如頸椎骨質增生、骨關節進行性變形或是增生性脊椎病等等，如果睡軟床會更加重這些病的症狀。老年人也不宜睡沙發床，因爲睡在上面翻身不便，也不大安全。

【特別提醒】中高齡宜睡硬板床，但床的硬度要適中，最好在硬板床上鋪10公分左右的床墊或墊被，這樣可避免床鋪過硬缺乏對人體的緩衝力，而造成睡眠轉側過頻、多夢易醒、周身酸痛等現象。如家中有榻榻米則更好，因為榻榻米不如硬板床硬，又有一定的彈性，中高齡睡在上面可使全身的肌肉得到放鬆。

中高齡下棋時間過久

專家分析 下棋、打牌是深受中高齡喜愛的娛樂活動。這些活動可以鬆弛身心，鍛鍊思維。但是如果長時間下棋、打牌，對身心健康是非常不利的。因爲中高齡的情緒，往往隨輸贏而波動，大腦處於高度興奮狀態，時間長了大腦活動和反射能力就會下降，植物神經功能就會出現紊亂，甚至會引發疾病。另外，久坐不動，胃腸蠕動緩慢，消化能力也會下降，大便在結腸內停留時間過久，容易導致便秘和痔瘡。

【特別提醒】中高齡下棋、打牌等要適可而止，不可過度。

中高齡不注意科學用腦

專家分析 美國科學家最近研究發現，健康老人的大腦細胞並不隨著年齡的不斷遞增而遞減，只是在大腦某一部分的腦細胞稍有減少。人類從20～70歲腦容量只縮小10%，但腦體積的減小並不表示人類思維能力的衰退，只不過在認識能力上稍微有所不同而已，大腦的整體功能仍然完善。

【特別提醒】中高齡仍然擁有調動大腦各部分的能力，去完成年輕人所能勝任的腦力勞動，所以要多動動腦子。

體位性低血壓

專家分析 60歲以上的中高齡有15%～20%患有體位性低血壓，其患病率隨年齡、患心血管病和基礎血壓的增高而增多。體位性低血壓一般是由體位突然轉變引起的，如從平臥位或蹲位突然轉爲立位。此外，長時間站立也可引發低血壓。

【特別提醒】體位性低血壓是中高齡的常見病，也是中高齡暈厥和昏倒的重要危險因素，所以有這種疾病的人，應注意在日常生活中採取預防措施——

1．蹲位大便後不可突然站起來，應扶牆或借助其他物體逐漸起立。

2．洗熱水浴時，要事先準備好小椅子，坐在椅子上洗，洗完後適當躺一會兒再起立活動。浴後周圍血管擴張，極易使中高齡於體位變動（由坐位或臥位站起）時發生低血壓。

3．不宜久站，呈站立狀態時每隔幾分鐘要稍微活動一下。因為中高齡的肌肉泵功能下降，久站後大約有500毫升血液積於腿部，導致心臟血液輸出量下降，循環血量減少。

〈全書終〉

國家圖書館出版品預行編目資料

比別人活得更好更有勁／靜濤主編，初版
新北市：新視野 NewVision，2025. 02
面；　公分--
ISBN 978-626-7610-03-9（平裝）
1.CST：健康法

411.1　　113018307

比別人活得更好更有勁

靜濤／主編

策　　劃　翁天培
出　　版　新視野 New Vision
製　　作　新潮社文化事業有限公司
電話 02-8666-5711
傳真 02-8666-5833
E-mail：service@xcsbook.com.tw

印前作業　東豪印刷事業有限公司
印刷作業　福霖印刷企業有限公司

總 經 銷　聯合發行股份有限公司
新北市新店區寶橋路 235 巷 6 弄 6 號 2F
電話 02-2917-8022
傳真 02-2915-6275

初版　2025 年 04 月